"十二五"江苏省高等学校重点教材（编号：2013-2-053）

医学检验技术实验系列教程

临床寄生虫学检验技术实验指导

丛书主编　邵启祥　许文荣
丛书副主编　鞠少卿　朱雪明　马　萍
丛书主审　郑铁生　柴顺根　周天戟

本书编委会

主　编　陈盛霞　段义农
副主编　徐会娟　朱　宏　王建新
编　者　（按姓氏笔画排序）
王建新（南通大学附属医院）
朱　宏（苏州大学附属儿童医院）
吴　亮（江苏大学医学院）
陈金玲（南通大学医学院）
陈盛霞（江苏大学医学院）
段义农（南通大学医学院）
徐会娟（江苏大学医学院）

江苏大学出版社
JIANGSU UNIVERSITY PRESS
镇　江

图书在版编目(CIP)数据

临床寄生虫学检验技术实验指导 / 陈盛霞，段义农主编. — 镇江 ：江苏大学出版社，2015.3(2019.1 重印)
ISBN 978-7-81130-885-3

Ⅰ.①临… Ⅱ.①陈… ②段… Ⅲ.①寄生虫病－医学检验－医学院校－教学参考资料 Ⅳ.①R530.4－33

中国版本图书馆 CIP 数据核字(2014)第 308992 号

临床寄生虫学检验技术实验指导

LINCHUANG JISHENGCHONGXUE JIANYAN JISHU SHIYAN ZHIDAO

主　　编/陈盛霞　段义农
责任编辑/常　钰
出版发行/江苏大学出版社
地　　址/江苏省镇江市梦溪园巷 30 号(邮编：212003)
电　　话/0511-84446464(传真)
网　　址/http://press.ujs.edu.cn
排　　版/镇江市江东印刷有限责任公司
印　　刷/镇江文苑制版印刷有限责任公司
开　　本/787 mm×1 092 mm　1/16
印　　张/9.75
插　　页/4 面
字　　数/240 千字
版　　次/2015 年 3 月第 1 版　2019 年 1 月第 2 次印刷
书　　号/ISBN 978-7-81130-885-3
定　　价/28.00 元

序　言

医学检验技术专业的培养目标是培养牢固掌握基础医学和医学检验基本理论知识、基本技能和技术，熟悉临床医学知识，适应社会主义市场经济和社会发展要求的，具有一定创业意识和创新能力的医学检验及医学研究的复合人才。2012 年教育部调整了普通高等学校本科专业的设置，将五年制授医学学位的医学检验专业更改成四年制授理学学位的医学检验技术专业，更加突出了对检验技术相关知识的要求。临床检验诊断学是临床医学的重要组成部分，近年来随着生命科学和相关科学的不断发展，临床检验诊断学和相关技术也得到了飞速发展，因此对医学检验教育也提出了更高的要求。实验教学是医学检验技术专业教学的重要组成部分。

江苏大学是国内最早开设医学检验本科专业的五所高校之一，在 40 余年的医学检验教学工作中，针对医学检验人才培养过程中存在的问题，学校一代代医学检验人倾注了毕生的精力，积累了丰富的教学经验，形成了以优质师资队伍、精品课程和特色教材为一体化的多维教学体系；构建了以新生研讨—本、硕、博联动—教学法改革—国际化培养为基础，推动全局、想象、求异和批判的多元思维模式体系；以实验教学示范中心、省重点实验室和优势学科一体化建设促进教学资源的共享，提升学生实践创新能力，先后荣获多项江苏省教学成果奖。在医学检验技术实验教学改革中，构建了通用技术、课程内验证性实验、课程内综合性实验和专业设计性与创新性实验四位一体的模块化体系。在此基础上，为了使我们的教学成果能更好地服务和辐射省内医学检验技术教学，我们申请并获批了“2013 年度江苏省高等学校重点教材建设项目”，并联合了我省南通大学、苏州大学、徐州医学院和扬州大学等高校，编写了“医学检验技术实验系列教程”。本教程共分 13 个分册，覆盖了医学检验技术所有专业课程的实验教学内容。从体例方面充分体现了我们的实验教学改革成果，设置了医学检验通用技术分册和专业课分册。在各个专业课程的实验课程中包含了验证性实验和综合性、设计性实验，最后还设置了医学检验技术专业综合性实验分册和临床案例实验诊断分析分册。通过这个系列教程的教学，学生能在早期较为系统地掌握医学检验专业通用技术，并能将这些技术应用于课程内实验教学。在全面掌握了各个专业课程的技术以后，我们希望经过专业综合性实验训练和临床诊断案例分析，使学生对临床疾病的复杂性有较为全面的整体性认识，以提高临床适应能力，为随后开展临床实践奠定良好的基础。

本教程是教学改革的一次初步尝试，在体例、内容安排上不一定能完全适应现代医学检验教学改革和人才培养的需求，还需要不断完善。希望各位专家、教师、检验界同行和同学在使用本教程过程中多提宝贵意见，以便我们进一步提高教程的质量，为广大师生提供优质的实验教学用书，共享我们教学改革的成果。

在此特别感谢BD公司对本系列教程出版的大力支持。

邵启祥　许文荣

2014年6月于江苏大学医学院

前　言

《临床寄生虫学检验技术实验指导》是临床寄生虫学检验理论教学的配套教材，通过学习本教材可以使学生进一步掌握寄生虫学的基本理论、基本知识和基本技能。本教材可供高等医药院校医学检验专业和卫生检验专业的本科、专科学生使用，也可供从事临床检验工作和医学研究的技术人员参考使用。

本教材由验证性实验和综合性实验两部分组成。验证性实验主要是对常见人体寄生虫的形态特征进行验证性学习，根据寄生部位和虫体类别的不同分为 8 个实验。“实验七 皮肤与组织寄生虫”后增加了其他节肢动物的相关内容，供学生选择使用。综合性实验以临床对寄生虫病简便、快速、特异的诊断需要为目的，根据临床送检标本取材的不同分为 3 个实验。每个实验后均编写了复习题，供学生课后复习参考。实验一至实验八后的复习题仅是本实验涉及的内容，其中实验一的复习题包括理论总论的内容；实验九至实验十一的复习题除了涉及本实验的内容外，还涉及前 8 个实验的复习题，供综合复习用。

本教材是 2013 年“十二五”江苏省高等学校重点教材项目“医学检验技术实验系列教程”之一。在确定编写思路、选择内容及编写过程中，得到了江苏大学医学院、南通大学医学院、苏州大学附属儿童医院和江苏大学出版社的支持和指导，在此表示衷心的感谢。

本教材由长期从事临床寄生虫学检验教学和临床实践工作的教师共同编写，由于水平有限，肯定存在不足之处，敬请同行专家和读者提出宝贵意见和建议。

陈盛霞　段义农

2014 年 8 月于江苏大学医学院

目　　录

第一篇　验证性实验

第二篇　综合性实验

目　录

第一篇

验证性实验

实验一　消化道寄生线虫和棘头虫

【引言】

消化道线虫主要有似蚓蛔线虫(蛔虫)、毛首鞭形线虫(鞭虫)、钩虫[包括十二指肠钩口线虫(十二指肠钩虫)和美洲板口线虫(美洲钩虫)]、蠕形住肠线虫(蛲虫)、粪类圆线虫等。常见消化道棘头虫仅猪巨吻棘头虫1种。

【实验目的】

掌握蛔虫、鞭虫、钩虫、蛲虫成虫和虫卵的形态特征及鉴别要点,熟悉其病理标本。了解粪类圆线虫和猪巨吻棘头虫生活史重要时期的形态要点。

【实验标本】

1. 蛔虫成虫大体、解剖、玻片标本及病理标本,虫卵(包括受精卵、未受精卵、脱蛋白质膜卵和含蚴卵等)玻片标本。
2. 鞭虫成虫大体、玻片标本及病理标本,虫卵玻片标本。
3. 两种钩虫成虫大体、玻片标本及病理标本,虫卵玻片标本。
4. 蛲虫成虫大体、玻片标本,虫卵玻片标本。
5. 粪类圆线虫杆状蚴、丝状蚴、虫卵玻片标本。
6. 猪巨吻棘头虫成虫大体标本及病理标本,虫卵玻片标本,中间宿主大体标本。

【实验内容】

一、似蚓蛔线虫(蛔虫)

1. 蛔虫成虫大体标本(肉眼观察)

蛔虫成虫为常见的寄生于人体肠道中最大的线虫。虫体长圆柱形,似蚯蚓,活时淡红色,死后呈灰白色。雌虫长25~35 cm,尾端钝圆,雄虫长15~31 cm,尾端向腹面弯曲,体表有纤细横纹,左右各有纵行侧线1条。

2. 蛔虫成虫解剖标本(肉眼观察)

(1) 消化器官:为一纵行直管,口孔位于虫体顶端,下连食道,以下依次为中肠和直肠。雌虫直肠通于后端肛门,雄虫直肠末端与射精管相通于泄殖腔。

(2) 生殖器官:雌虫为两组相同的管状构造,卵巢细长如线,一端游离,一端膨大形成输卵管,接子宫。子宫为最粗部分,其内充满虫卵。两组子宫末端合并而成阴道,阴门开口于虫体腹面前1/3与中1/2交界处。雄虫为单组的管状构造,依次为睾丸、输精管、储精囊、射精管。尾端有交合刺2根,伸入泄殖腔而通至体外。

3. 蛔虫头部坡片标本(低倍镜观察)

可见唇瓣3个,1个在背面称背唇,2个在腹面称腹唇,呈"品"字形排列,中间是口孔(图1-1)。

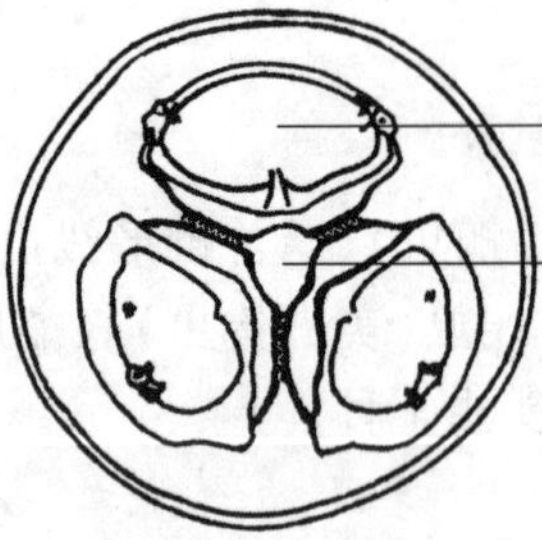

图1-1 蛔虫唇瓣

4. 蛔虫卵玻片标本(低倍镜及高倍镜观察)

(1) 受精卵:大小为(45~75)μm×(35~50)μm,宽椭圆形,棕黄色,卵壳厚,外被一层凹凸不平且分布均匀的蛋白质膜包裹(图1-2)。虫卵随粪便刚排出时,内含1个球形卵细胞,两端有新月形空隙,如粪便放置一定时间,卵细胞分裂,新月形空隙就逐渐消失了。

(2) 未受精卵:大小为(88~94)μm×(39~44)μm,黄褐色,与受精卵相比较狭长,卵壳与蛋白质膜均较薄,蛋白质膜分布不均匀,卵内含大小不等的屈光颗粒(卵黄颗粒)(图1-2)。

(3) 脱蛋白质膜卵:受精卵与未受精卵均可脱去外层的蛋白质膜,使虫卵变为无色,卵内结构不变,应注意与钩虫卵相鉴别(图1-2)。

(4) 含蚴卵:又称感染期卵,外形与受精卵相同,但卵内不含细胞而是1个卷曲的幼虫(图1-2)。

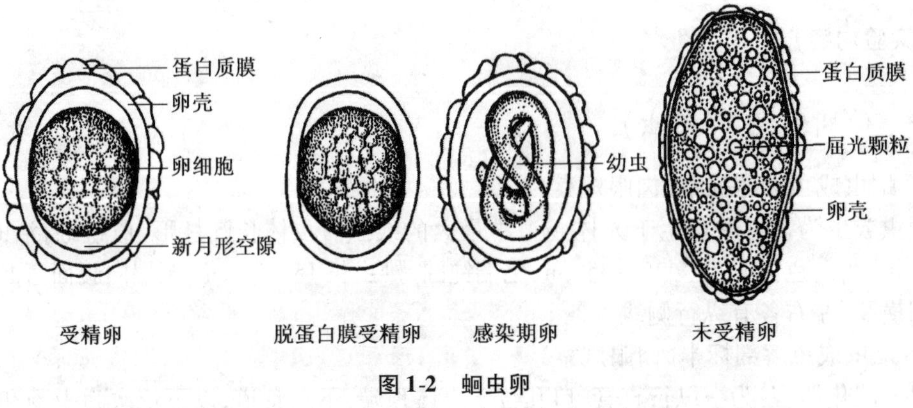

图1-2 蛔虫卵

5. 病理标本(肉眼观察)

蛔虫引起肠梗阻及蛔虫钻入阑尾的标本。

二、毛首鞭形线虫(鞭虫)

1. 鞭虫成虫大体标本(肉眼观察)

虫体长约 3 ~5 cm,灰白色,前 3/5 细长,后 2/5 粗短,形似马鞭,故名。雌虫较大,尾部钝圆。雄虫较小,尾端向腹面作环状卷曲。

2. 鞭虫雄虫玻片染色标本(低倍镜观察)

尾端有交合刺 1 根,交合刺外面有可伸缩的交合刺鞘。

3. 鞭虫卵玻片标本(低倍镜及高倍镜观察)

大小为(50 ~54) μm × (22 ~ 23) μm,腰鼓状或纺锤形,黄褐色,卵壳较厚,两端有透明的盖塞(或称透明栓),卵内含 1 个长圆形卵细胞(图 1-3)。

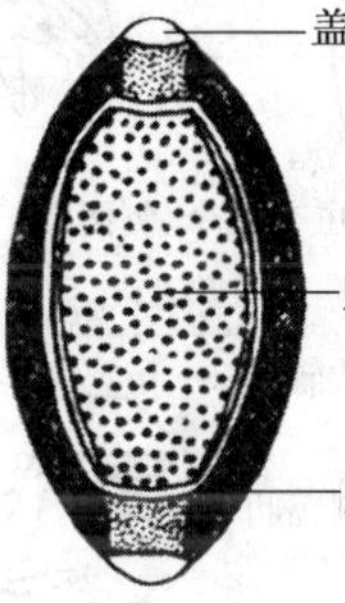

图 1-3　鞭虫卵

4. 鞭虫寄生于肠壁病理标本(肉眼观察)

鞭虫虫体前端的细长部侵入肠黏膜,粗短部则游离于肠腔中。

三、十二指肠钩口线虫(十二指肠钩虫)和美洲板口线虫(美洲钩虫)

1. 十二指肠钩虫和美洲钩虫成虫大体标本(肉眼观察)

虫体细长圆柱形,长约 1 cm,固定后呈乳白色。雌虫较雄虫略粗长,虫体末端呈圆锥形;雄虫尾端膨大成伞状。虫体前端微向背侧仰屈,十二指肠钩虫头部与身体弯曲一致(均向背侧仰屈),略似“C”形,美洲钩虫头部与尾部弯曲方向相反,略似“S”形。

2. 钩虫成虫口囊玻片标本(低倍镜观察)

虫体前端为口囊,十二指肠钩虫口囊腹面有 2 对钩齿,美洲钩虫为 1 对半月形板齿。钩齿与板齿是钩虫的附着器官(图 1-4)。

3. 钩虫成虫尾部玻片标本(低倍镜观察)

十二指肠钩虫的雌虫尾部有透明的尾刺,雄虫有交合刺 1 对,末端分开,背辐肋从远端分为 2 支,每支再分为 3 小支。美洲钩虫的雌虫无尾刺,雄虫有交合刺 1 对,末端合并呈倒钩状,背辐肋从基部分为 2 支,每支再分为 2 小支(图 1-4)。

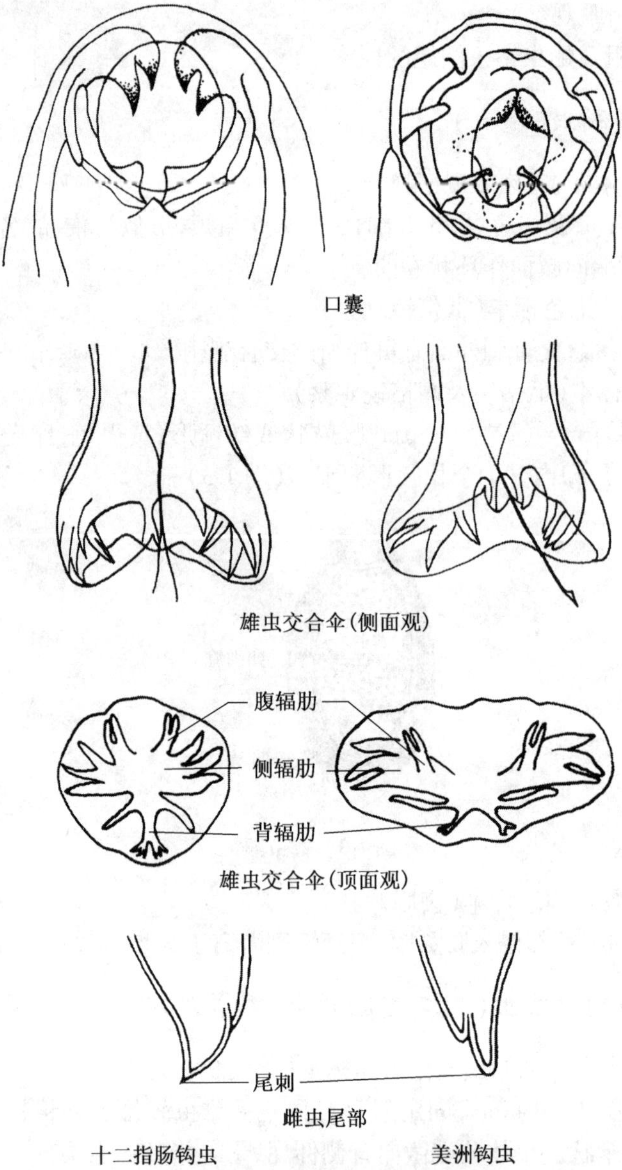

图1-4　十二指肠钩虫和美洲钩虫成虫形态区别

4. 钩虫卵玻片标本（低倍镜及高倍镜观察）

大小为（56～76）μm×（36～40）μm，椭圆形，卵壳极薄，无色透明。新鲜粪便中的虫卵内含4～8个细胞，以4个细胞为多见（图1-5）。如粪便放置较久，卵内细胞继续分裂，可呈桑葚形甚至发育为幼虫。

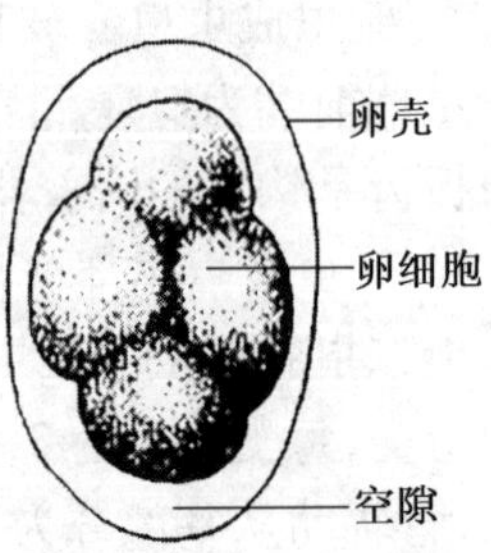

图1-5　钩虫卵

四、蠕形住肠线虫(蛲虫)

1. 蛲虫成虫大体标本(肉眼观察)

虫体细小,乳白色,似白棉线头。雌虫长约 1 cm,虫体中部膨大,尾端直而尖细(图 1-6)。雄虫仅为雌虫长度的 1/3,尾端向腹面卷曲。

2. 蛲虫成虫染色玻片标本(低倍镜观察)

虫体前端两侧表皮隆起成头翼,咽管末端膨大呈球形,称咽管球。雄虫尾端有交合刺 1 根。雌虫阴门开口于体前、中 1/3 交界处腹面正中线上(图 1-6)。

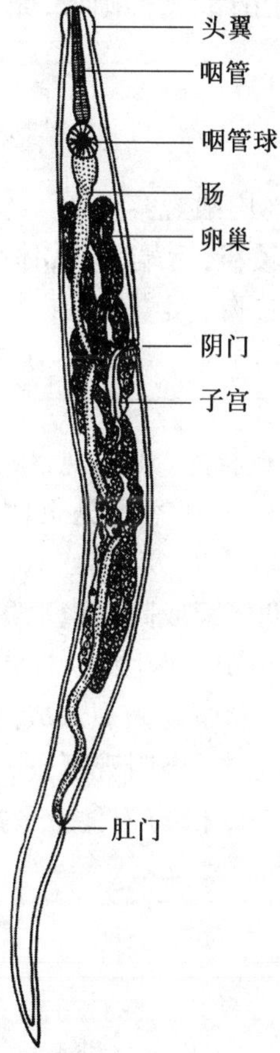

图 1-6　蛲虫雌虫

3. 蛲虫卵玻片标本(低倍镜及高倍镜观察)

大小为(50 ~ 60) μm × (20 ~ 30) μm,柿核形(不对称椭圆形),一侧隆起,一侧扁平,卵壳较厚,无色透明,卵内含蝌蚪期胚胎或幼虫(图 1-7)。若从雌虫子宫取出的虫卵,内含物可为椭圆形胚细胞。

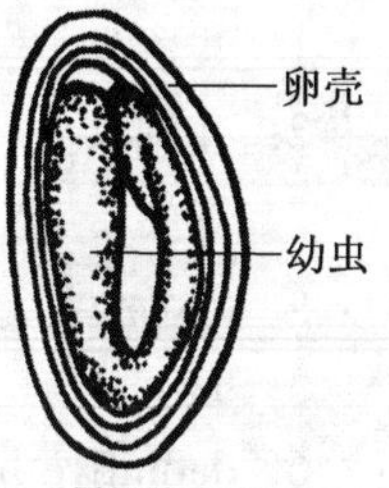

图 1-7　蛲虫卵

五、粪类圆线虫

1. 粪类圆线虫杆状蚴染色玻片标本(低倍镜及高倍镜观察)

虫体大小约为0.20～0.45 mm,头端钝圆,尾端尖细,咽管双球形。

2. 粪类圆线虫丝状蚴染色玻片标本(低倍镜及高倍镜观察)

虫体细长,大小约为0.6～0.7 mm,具有柱状咽管,约为体长的1/2,尾端分叉。粪类圆线虫丝状蚴与钩虫和东方毛圆线虫的丝状蚴相似,注意鉴别。

3. 粪类圆线虫卵玻片标本(低倍镜及高倍镜观察)

虫卵形态与钩虫卵相似,但比钩虫卵小,椭圆形,卵壳薄,无色透明,部分虫卵内含胚胎期幼虫。

六、猪巨吻棘头虫

1. 猪巨吻棘头虫成虫大体标本(肉眼观察)

虫体长圆柱形,背腹略扁,前端较粗,后端较细,体呈乳白色、淡红色或灰红色,体表有环状皱纹,前端有1个可伸缩的吻突,吻突上有5～6行倒钩。雌虫较大,长20～65 cm,宽0.4～1.0 cm,尾端钝圆。雄虫长5～10 cm,宽0.3～0.5 cm,尾端有钟形交合伞。本虫缺消化道,营养靠体表吸收。

2. 猪巨吻棘头虫成虫附于小肠壁标本(肉眼观察)

成虫借吻突固着于小肠壁。从标本观察可见虫体对肠壁的损害,如虫体吻突穿过肠壁,则可造成肠穿孔、腹膜炎、腹腔脓肿并危及生命。

3. 猪巨吻棘头虫卵玻片标本(低倍镜或高倍镜观察)

大小为(67～110)μm×(40～65)μm,椭圆形,棕褐色,卵壳厚,由3层组成,内外层薄而透明,中层厚,一端闭合不全,呈透明状,易破裂。成熟卵内含1个具有小钩的棘头蚴。

4. 猪巨吻棘头虫中间宿主大体标本(肉眼观察)

金龟子、天牛是鞘翅目昆虫,主要以植物为食。金龟子和天牛幼虫吞食猪巨吻棘头虫卵发育为感染性棘头体。

【复习题】

一、名词解释

1. 共栖
2. 互利共生
3. 寄生
4. parasite
5. host
6. definitive host
7. intermediate host

36. 蛲虫雌虫通常在宿主__________时，在__________产卵，在适宜的温度、湿度和氧气充足的环境下，约经__________，卵内幼虫蜕皮__________次，发育为__________。

37. 蛲虫成虫可逆行进入女性__________、__________和__________等部位，引起__________、__________或__________。

38. 粪类圆线虫既是__________，又是__________。生活史复杂，包括在土壤中的__________世代和人体的__________世代。绝大多数人感染粪类圆线虫后无任何症状，当患者免疫力受损时，可引起__________。

39. 猪巨吻棘头虫成虫主要寄生于__________，偶可寄生于__________，此虫引起的病是一种__________，人不是该虫的__________宿主。

三、选择题

1. 在我国危害严重、流行广泛、重点防治的五大寄生虫病是(　　)。
   A. 血吸虫病、钩虫病、丝虫病、鞭虫病、蛔虫病
   B. 血吸虫病、钩虫病、丝虫病、黑热病、蛔虫病
   C. 血吸虫病、钩虫病、丝虫病、黑热病、弓形虫病
   D. 血吸虫病、钩虫病、丝虫病、黑热病、疟疾
   E. 血吸虫病、钩虫病、蛔虫病、黑热病、疟疾
2. 寄生虫幼虫或无性阶段寄生的宿主是(　　)。
   A. 终宿主　　B. 中间宿主
   C. 保虫宿主　　D. 转续宿主
   E. 以上都不是
3. 寄生虫病的流行特点是(　　)。
   A. 仅有地方性　　B. 仅有季节性
   C. 无地方性　　D. 无季节性
   E. 既有地方性，又有季节性
4. 影响寄生虫病流行的自然因素主要有(　　)。
   A. 温度和湿度　　B. 仅与湿度有关
   C. 与湿度无关　　D. 仅与雨量有关
   E. 与雨量无关
5. 寄生虫的感染阶段是(　　)。
   A. 感染保虫宿主的阶段　　B. 感染动物中间宿主的阶段
   C. 感染动物转续宿主的阶段　　D. 感染医学节肢动物的阶段
   E. 感染人体的阶段
6. 机会性寄生虫是(　　)。
   A. 偶然感染的寄生虫　　B. 免疫力低下时致病的寄生虫
   C. 暂时寄生的寄生虫　　D. 免疫功能正常时致病的寄生虫
   E. 以上均不是

7. 寄生虫能在自然界繁衍、生存，最主要的适应性改变是(　　)。
A. 寄生虫形态变化，以适应外界生存　B. 对寒冷抵抗力强
C. 对湿度适应性强　D. 生殖能力增强
E. 有多个中间宿主

8. 有些寄生虫的成虫除能寄生于人体外，还可寄生于某些脊椎动物体内，这些动物可成为人体寄生虫病传播的来源，故称这些动物为(　　)。
A. 终宿主　B. 中间宿主
C. 保虫宿主　D. 转续宿主
E. 传播媒介

9. 转续宿主是指(　　)。
A. 寄生虫的适宜终宿主　B. 寄生虫的适宜中间宿主
C. 寄生虫成虫寄生的非适宜宿主　D. 寄生虫成虫寄生的适宜的脊椎动物
E. 寄生虫幼虫寄生的非适宜宿主

10. 寄生虫的生活史是指(　　)。
A. 寄生虫的繁殖方式　B. 寄生虫的取食来源
C. 寄生虫生长、发育、繁殖的过程　D. 寄生虫宿主的种类
E. 寄生虫寄生于宿主的部位

11. 人体寄生虫学范畴有三大类，分别为(　　)。
A. 医学线虫、医学吸虫、医学绦虫　B. 医学线虫、医学原虫、医学绦虫
C. 医学原虫、医学蠕虫、医学节肢动物　D. 医学原虫、医学线虫、医学节肢动物
E. 医学蠕虫、医学吸虫、医学节肢动物

12. 引起寄生虫病流行的社会因素中不重要的是(　　)。
A. 经济条件　B. 卫生状况
C. 风俗习惯　D. 生产方式
E. 文化修养

13. 存在于宿主血液中的寄生虫抗原是(　　)。
A. 功能抗原　B. 排泄抗原
C. 体抗原　D. 分泌抗原
E. 循环抗原

14. 人兽共患寄生虫病是指(　　)。
A. 节肢动物与人之间传播的疾病与感染
B. 家畜与人之间传播的疾病与感染
C. 脊椎动物与人之间传播的疾病与感染
D. 脊椎动物与无脊椎动物之间传播的疾病与感染
E. 野生动物与人之间传播的疾病与感染

15. 带虫者是指(　　)。
A. 患者　B. 感染了寄生虫而未出现临床症状的人

C. 无免疫力的人　　D. 易感者

E. 以上都不是

16. 能引起幼虫移行症的蠕虫是(　　)。

A. 蛔虫　　B. 蛲虫

C. 丝虫　　D. 斯氏并殖吸虫

E. 美洲钩虫

17. 治愈后可产生消除性免疫的寄生虫是(　　)。

A. 日本血吸虫　　B. 疟原虫

C. 旋毛虫　　D. 杜氏利什曼原虫

E. 溶组织内阿米巴

18. 蠕虫感染常伴有(　　)增多。

A. 红细胞　　B. 中性粒细胞

C. 淋巴细胞　　D. 嗜酸性粒细胞

E. 嗜碱性粒细胞

19. 宿主对寄生虫的免疫应答多数属于(　　)。

A. 固有免疫　　B. 排虫免疫

C. 消除性免疫　　D. 非消除性免疫

E. 无免疫应答

20. 下列寄生虫种类中,生活史无世代交替现象的是(　　)。

A. 疟原虫　　B. 杜氏利什曼原虫

C. 刚地弓形虫　　D. 日本血吸虫

E. 卫氏并殖吸虫

21. 土源性蠕虫生活史特点为(　　)。

A. 卵在外界环境中发育　　B. 幼虫在外界环境中发育

C. 卵和(或)幼虫在外界环境中发育　　D. 幼虫一般经 2 次蜕皮进入成虫期

E. 仅转换宿主 1 次

22. 蠕虫在人体寄生的阶段为(　　)。

A. 虫卵　　B. 成虫

C. 幼虫　　D. 成虫(或幼虫)

E. 感染期幼虫

23. 在肠道内寄生的线虫不包括(　　)。

A. 鞭虫　　B. 钩虫

C. 丝虫　　D. 蛲虫

E. 旋毛形线虫

24. 下列对蛔虫的描述不正确的是(　　)。

A. 是人体肠道内大型寄生线虫

B. 又称似蚓蛔线虫

C. 虫体头端有三个唇瓣排列成“品”字形,围绕口孔
D. 雌雄虫尾端向腹面卷曲,生殖器官为双管型
E. 虫卵有受精卵和未受精卵两种

25. 下列不是受精蛔虫卵的特点的是(　　)。
A. 呈宽卵圆形
B. 卵壳自外向内分为受精膜、壳质层和蛔甙层
C. 壳质层较薄,其余两层较厚
D. 卵内含 1 个卵细胞
E. 在肠道内可被胆汁染成棕黄色

26. 关于蛔虫卵的未受精卵,下列描述不正确的是(　　)。
A. 未受精卵呈长椭圆形
B. 蛋白质膜及壳质层均较受精卵厚
C. 无蛔甙层
D. 卵壳内含大小不等的屈光颗粒
E. 脱蛋白质膜虫卵无色透明

27. *Ascaris lumbricoides* 的寿命约为(　　)。
A. 半年
B. 1 年
C. 2 年
D. 4 年
E. 10 年

28. 蛔虫每天产卵量约为(　　)。
A. 1 万~5 万个
B. 5 万~10 万个
C. 10 万~15 万个
D. 20 万~25 万个
E. 25 万~40 万个

29. 蛔虫的感染阶段是(　　)。
A. 含幼虫的卵
B. 未受精卵
C. 受精卵
D. 脱卵壳虫卵
E. 感染期虫卵

30. 蛔虫大量感染所致蛔蚴性肺炎不可能出现的症状是(　　)。
A. 发热
B. 咳嗽
C. 心悸
D. 胸痛
E. 痰中带血

31. 蛔虫病最常见的并发症为(　　)。
A. 胆道蛔虫症
B. 阑尾炎
C. 肠出血
D. 肠穿孔
E. 肠梗阻

32. 蛔虫对人体最严重的危害为(　　)。
A. 患者腹部不适
B. 消化吸收障碍
C. 引起并发症
D. 烦躁不安
E. 恶心呕吐

33. 异位蛔虫病不常见于人体的(　　)。

A. 气管　　B. 胆道
C. 肝　　D. 胰管
E. 阑尾

34. 某村小学生突然出现蛔蚴引起的集体哮喘病,其原因可能与他们集体进行的(　　)有关。

A. 集体割草　　B. 田间拾麦穗
C. 水田耕作　　D. 生食红薯
E. 生食菱角

35. 下列检查蛔虫卵的方法能提高虫卵定量检出率的是(　　)。

A. 生理盐水薄片法　　B. 生理盐水厚片法
C. 改良加藤厚涂片法　　D. 自然沉淀法
E. 饱和盐水浮聚法

36. 以下不是蛔虫感染广泛流行的外部原因的是(　　)。

A. 饮用生水　　B. 生食未洗净瓜果、蔬菜
C. 大便后不洗手　　D. 施用未经处理人粪
E. 自由放养家禽家畜等

37. 控制蛔虫传染源的重要措施是(　　)。

A. 不吃不干净食物　　B. 不喝生水
C. 不随地大小便　　D. 饭前便后洗手
E. 治疗患者和带虫者

38. *Trichuris trichiura* 的生殖系统特征为(　　)。

A. 雄虫为单管型,雌虫为双管型　　B. 雄虫为双管型,雌虫为单管型
C. 雄虫雌虫均为双管型　　D. 雄虫雌虫均为单管型
E. 以上均不正确

39. 鞭虫卵形态中最具诊断价值的是(　　)。

A. 呈纺锤形　　B. 黄褐色
C. 卵壳较厚　　D. 两端各有 1 个透明的盖塞
E. 内含 1 个卵细胞

40. 对钩虫卵形态描述不正确的是(　　)。

A. 椭圆形　　B. 无色透明
C. 卵壳较厚　　D. 内含 4 个细胞
E. 卵内细胞可分裂为多细胞期

41. 肉眼鉴别 *Ancylostoma duodenale* 和 *Necator americanus* 的主要依据是(　　)。

A. 虫体大小　　B. 口囊
C. 体形　　D. 交合伞
E. 阴门的位置

42. 确诊钩虫病除查到钩虫卵外,另一确诊的重要依据为(　　)。
A. 患者贫血　　B. 嗜酸性粒细胞增多
C. 间接荧光抗体试验阳性　　D. 钩蚴培养法阳性
E. 皮内试验阳性

43. 钩蚴培养法的主要优点是(　　)。
A. 用于诊断　　B. 疗效观察
C. 虫种鉴定　　D. 流行病调查
E. 定量计数

44. 除农田耕作易传播钩虫外,还有易发生感染的场所为(　　)。
A. 学校　　B. 工厂
C. 矿井　　D. 树林
E. 医院

45. 以下不是钩虫感染途径的是(　　)。
A. 食用未煮熟的兔肉、猪肉　　B. 食用消毒牛奶
C. 生食蔬菜　　D. 污染尿布
E. 泥土污染

46. 下列检查 *Enterobius vermicularis* 的方法哪项错误的是(　　)。
A. 肛门周围检查虫卵　　B. 肛门周围查成虫
C. 粪便涂片镜检虫卵　　D. 粪便中检获成虫
E. 在肛门周围多次检查虫卵

47. 猪巨吻棘头虫主要寄生部位是(　　)。
A. 人的大肠　　B. 人的小肠
C. 猪的大肠　　D. 猪的小肠
E. 猪的直肠

48. 猪巨吻棘头虫的感染阶段为(　　)。
A. 虫卵　　B. 棘头蚴
C. 棘头体　　D. 感染性棘头体
E. 棘头体和感染性棘头体

49. 猪巨吻棘头虫的感染方式为(　　)。
A. 经口　　B. 经皮肤
C. 输血　　D. 直接接触
E. 媒介昆虫叮咬

50. 猪巨吻棘头虫的中间宿主为(　　)。
A. 虱　　B. 蝇
C. 天牛和金龟子　　D. 蚤
E. 蚊

四、问答题

1. 寄生虫生活史有哪两种类型？试举例说明。
2. 寄生虫对宿主可造成哪些危害？
3. 简述宿主对寄生虫感染的免疫应答类型。
4. 举例说明宿主的类型及概念。
5. 寄生虫病的主要传播途径有哪些？试举例说明。
6. 寄生虫病的流行特点主要有哪些？
7. 试述寄生虫病的流行环节及影响流行的因素。
8. 寄生虫病的防治原则有哪些？
9. 寄生虫有哪几类？它们的定义是什么？
10. 宿主对寄生虫产生的非消除性免疫主要表现为哪两类？试举例说明。
11. 何谓寄生？寄生与共栖、互利共生如何区别？
12. 何谓异位寄生？举出3个例子说明其危害。
13. 简述蛔虫、鞭虫、钩虫、蛲虫四种肠道线虫生活史的主要异同点。
14. 蛔虫在人群中感染普遍的原因有哪些？
15. 粪便检查未检获蛔虫卵能否排除蛔虫感染？为什么？
16. 试述十二指肠钩虫和美洲钩虫成虫的主要鉴别点。
17. 试述钩虫病贫血机制。
18. 确诊钩虫感染有哪几种方法？试比较其优缺点。
19. 粪检法能否诊断蛲虫感染？为什么？
20. 试述蛲虫的病原诊断方法、检查阶段及注意事项。

【参考答案】

一、名词解释

1. 共栖：两种生物共同生活，其中一方受益，另一方既不受益，也不受害，称为共栖。

2. 互利共生：两种生物共同生活，双方互相依靠，彼此受益，称为互利共生。

3. 寄生：两种生物生活在一起，对一方有利，对另一方产生损害。

4. parasite：寄生虫，两种生物共同生活，其中一方受益，另一方受害，受害者提供营养物质和居住场所给受益者，受益者称为寄生虫。（长期或暂时地依附于另一种生物的体内或体表，获得营养，并给对方造成损害的低等动物。）

5. host：宿主，受寄生虫寄生并受其损害的一方。

6. definitive host：终宿主，寄生虫的成虫或有性生殖阶段寄生的宿主。

7. intermediate host：中间宿主，寄生虫的幼虫或无性生殖阶段寄生的宿主。

8. reservoir host：保虫宿主，有些寄生虫某一相同发育阶段既可寄生于人，又可寄生于某些脊椎动物，后者在一定条件下可将其体内的寄生虫传播给人。在流行病学上，这些脊椎动物起到保存寄生虫的作用,所以称之为保虫宿主。

9. paratenic host:转续宿主,某些蠕虫的幼虫侵入非正常宿主体内,虽能存活,但不能发育为成虫,长期保持幼虫状态,当此幼虫有机会再次进入正常宿主体内时,仍可继续发育为成虫,这种非正常宿主称为转续宿主。

10. life cycle:生活史,寄生虫生长、发育和繁殖的全过程。

11. infective stage:感染阶段(感染期),寄生虫能侵入人体并能继续发育或繁殖的阶段。

12. parasitic zoonosis:人兽共患寄生虫病,可以在人和脊椎动物之间相互传播的寄生虫病。

13. 带虫者:在大多数情况下,人体感染寄生虫后并不出现明显的临床症状和体征,但能传播病原体,成为寄生虫病流行的重要传染源,这些感染者称带虫者。

14. 专性寄生虫:生活史各个阶段或至少一个阶段必须寄生,否则不能存活的寄生虫。

15. 兼性寄生虫:既可营寄生生活,又可营自生生活的寄生虫。

16. opportunistic parasite:机会性寄生虫,有些寄生虫在宿主免疫功能正常时处于隐性感染状态,当宿主免疫功能低下时,虫体大量繁殖、致病力增强,导致宿主出现临床症状,此类寄生虫称机会性寄生虫。

17. 异位寄生:寄生虫在常见寄生部位以外的器官或组织内寄生的现象。

18. 隐性感染:寄生虫感染人体后,体内没有出现明显的临床症状,也不能用常规的方法检测出虫体的现象。

19. 幼虫移行症:不能发育为成虫的蠕虫幼虫侵入宿主体内后,幼虫在其体内移动所致的损害。

20. 消除性免疫:寄生虫感染后,宿主不但能清除体内寄生虫,而且对再感染产生完全抵抗力,这种免疫状态称为消除性免疫。

21. 非消除性免疫:寄生虫感染后,可诱导宿主产生一定程度抗再感染的免疫力,这种免疫力不能完全清除宿主体内的寄生虫,而维持在较低水平,一旦用药物清除体内残余的寄生虫,宿主已获得的免疫力便逐渐消失,这种免疫状态称为非消除性免疫。

二、填空题

1. 疟疾、血吸虫病、利什曼病、丝虫病、锥虫病,疟疾、日本血吸虫病、黑热病、淋巴丝虫病,肝细胞和红细胞、门脉-肠系膜静脉、肝脾骨髓淋巴结的单核巨噬细胞、淋巴系统。

2. 共栖、互利共生、寄生。

3. 医学蠕虫、医学原虫、医学节肢动物。

4. 寄生,获利方,受害方。

5. 体外寄生虫,体内寄生虫。

6. 兼性寄生虫。

7. 专性寄生虫。

8. 保虫。

9. 夺取营养、机械性损伤、毒性与免疫损伤。
10. 直接型、间接型,生活史是否需要中间宿主。
11. 专性寄生虫、兼性寄生虫、偶然寄生虫、体内寄生虫、体外寄生虫、机会性寄生虫。
12. 患者、带虫者、保虫宿主。
13. 免疫反应,固有免疫、适应性免疫。
14. 消除性、非消除性,非消除性。
15. 传染源、传播途径、易感人群。
16. 自然因素、社会因素、生物因素。
17. 地方性、季节性、自然疫源性(人兽共患性)。
18. 控制或消灭传染源、切断传播途径、保护易感人群。
19. 蠕虫(血吸虫),原虫(疟原虫)。
20. 皮肤幼虫移行症、内脏幼虫移行症。
21. 成虫、虫卵、幼虫。
22. 长圆柱形,变细,唇瓣。
23. 钝圆(直),弯曲,交合刺。
24. 受精卵、未受精卵。
25. 宽椭圆形,蛋白质膜,棕黄色,新月形空隙,长椭圆形,蛔甙(脂),折光颗粒(屈光颗粒)。
26. 小肠,半消化的食物(食糜)。
27. 感染性虫卵,幼虫、成虫,虫卵、幼虫、成虫。
28. 马鞭状,3/5,2/5。
29. 纺锤形(腰鼓形),黄褐,盖塞(透明栓)。
30. 仰曲(或弯曲),口囊,钩齿、板齿。
31. 膨大,交合伞,肋,交合刺。
32. 十二指肠钩虫、美洲钩虫,2、钩齿,1、板齿。
33. 杆状蚴、丝状蚴,丝状蚴,经皮肤。
34. 贫血。
35. 膨大、头翼,球状,咽管球。
36. 睡眠,肛门周围和会阴皮肤褶皱处,6 小时,1,感染期虫卵。
37. 阴道、子宫、输卵管,阴道炎、子宫内膜炎、输卵管炎。
38. 兼性寄生虫,机会性寄生虫,自生、寄生,播散性感染。
39. 猪,人体,人兽共患寄生虫病,适宜。

三、选择题

1. D	2. B	3. E	4. A	5. E	6. B	7. D	8. C	9. E	10. C
11. C	12. E	13. E	14. C	15. B	16. D	17. D	18. D	19. D	20. B
21. C	22. D	23. C	24. D	25. C	26. B	27. B	28. D	29. E	30. C

31. A　32. C　33. A　34. D　35. C　36. E　37. E　38. D　39. D　40. C
41. C　42. D　43. C　44. C　45. B　46. C　47. D　48. D　49. A　50. C

四、问答题

1. 寄生虫的生活史包括直接型和间接型。直接型是指完成生活史不需要中间宿主,如蛔虫、钩虫等。间接型是指完成生活史需要中间宿主,如丝虫、疟原虫等。

2. 寄生虫对宿主的危害包括:① 掠夺营养:寄生于腔道、组织、细胞、体表的寄生虫均以宿主消化或半消化的食物、体液或细胞为营养来源;② 机械性损伤:寄生虫在入侵、移行和定居过程中,对宿主局部组织器官的损伤;③ 毒性与免疫损伤:寄生虫的排泄、分泌物,虫体、虫卵死亡的崩解物,蠕虫的蜕皮液等可能引起组织损害或免疫病理反应。

3. 宿主对寄生虫的免疫应答类型包括固有免疫和适应性免疫。固有免疫是人类在长期进化过程中逐步形成的天然防御能力,受遗传控制,具有相对的稳定性,对各种寄生虫感染均具有一定的抵抗作用,但没有特异性。适应性免疫是由特定抗原诱发,并针对该抗原发生效应的免疫应答,是通过许多不同类型的细胞和分子相互协调发挥作用的。

4. 宿主有四种类型,包括终宿主、中间宿主、保虫宿主和转续宿主。终宿主:寄生虫的成虫或有性生殖阶段寄生的宿主。中间宿主:寄生虫的幼虫或无性生殖阶段寄生的宿主。保虫宿主:有些寄生虫某相同发育阶段既可寄生于人,又可寄生于某些脊椎动物,后者在一定条件下可将其体内的寄生虫传播给人,在流行病学上,这些脊椎动物起到保存寄生虫的作用,所以称之为保虫宿主。转续宿主:某些蠕虫的幼虫侵入非适宜宿主后不能发育为成虫,但能存活并长期维持幼虫状态,只有当该幼虫有机会侵入其适宜宿主体内时,才能发育为成虫,此种非适宜宿主称为转续宿主。

5. 寄生虫的传播途径有:① 经水传播,如饮用被溶组织内阿米巴成熟包囊污染的水可感染溶组织内阿米巴,接触含血吸虫尾蚴的疫水可感染血吸虫;② 经食物传播,如食入带似蚓蛔线虫感染期虫卵的食物可感染似蚓蛔线虫,生食或半生食含囊尾蚴的猪肉可感染猪带绦虫;③ 经土壤传播,如蛔虫卵在土壤中发育为感染期卵,经污染的手、食物或饮用水而感染,钩虫卵在土壤中发育为感染期幼虫,经皮肤而感染;④ 经空气传播,如蛲虫卵可飘浮在空气中,并可随呼吸进入人体而引起感染;⑤ 经节肢动物传播,如蚊传播疟疾和丝虫病,似蚓蛔线虫感染期虫卵经蝇、蟑螂等节肢动物的机械性携带而传播;⑥ 经人际接触传播,如阴道毛滴虫可通过性生活而传播,疥螨、蠕形螨可由直接接触患者皮肤而传播;⑦ 经胎盘传播,如孕妇患弓形虫、疟原虫、钩虫等时,导致宫内胎儿感染。

6. 寄生虫病的流行特点有:① 地方性:某些寄生虫病在某一地区持续或经常发生,与当地的气候条件、中间宿主或媒介的地理分布、居民的生活习惯和生产方式等因素有关;② 季节性:寄生虫病的发病率在每年的某个季节出现高峰,与温度和湿度等气候条件,以及人群的活动规律或生产方式有关;③ 自然疫源性:人兽共患寄生虫病具有特定的动物宿主种类及媒介,在原始森林或荒漠地区,这类寄生虫病可在脊椎动物之间相互传播,无须人的参与。

7. 寄生虫病流行的环节有:① 传染源:包括患者、带虫者、保虫宿主和转续宿主;② 传播途径:通过传播途径,寄生虫实现了宿主的更换,从而延续世代,主要与寄生虫的感染阶段及其影响因素密切相关;③ 易感人群:人类对大多数寄生虫均易感。

寄生虫流行的影响因素有:① 生物因素:传染源及宿主的存在是寄生虫病流行的首要条件;② 自然因素:包括气候、地理、生物物种等,通过对寄生虫病流行的3个环节的影响而发挥作用;③ 社会因素:包括社会制度、经济状况、生产活动、生活条件、居住环境、医疗卫生和防疫保健水平、文化教育程度、卫生习惯、宗教信仰以及风俗习惯等所有与人类活动有关的因素。

8. 寄生虫病的防治原则包括:① 控制传染源:治疗患者和带虫者,查治和处理保虫宿主,加强寄生虫病监测;② 切断传播途径:加强粪便和水源管理,控制和消灭中间宿主及传播媒介,改变不良的饮食习惯;③ 保护易感人群:开展卫生宣传教育,建立良好的卫生习惯,加强集体和个人防护。

9. 寄生虫类别主要有:① 专性寄生虫:指寄生虫生活史各个时期或某个阶段必须营寄生生活,否则就不能生存;② 兼性寄生虫:指某些寄生虫主要在外界营自生生活,但在某种情况下可侵入宿主过寄生生活;③ 体内寄生虫:指寄生于宿主体内器官、组织或细胞内的寄生虫;④ 体外寄生虫:主要指一些节肢动物,如蚊、白蛉、虱、蚤、蜱等,当它们刺吸血液时与宿主体表接触,吸血后便离开;⑤ 偶然寄生虫:指由于偶然机会进入或依附于非适宜宿主,但不能在此宿主体内长期寄生的寄生虫;⑥ 机会性寄生虫:在宿主免疫功能正常时处于隐性感染状态,当宿主免疫功能低下时,虫体大量繁殖、致病力增强,导致宿主出现临床症状的寄生虫。

10. 非消除性免疫主要有伴随免疫和带虫免疫。伴随免疫:宿主初次感染血吸虫后,在成虫存活的情况下可对再感染的童虫产生一定的抵抗力,这种免疫力不影响体内已存在的成虫,成虫可长期存活和产卵,一旦体内活成虫被消除,这种抵抗力也随之消失。带虫免疫:宿主感染疟原虫后,获得的免疫力对同种疟原虫再感染具有一定的抵抗力,能控制虫体密度,使其处于较低水平,该免疫力随着体内原虫的消失而消失。

11. 寄生是指两种生物生活在一起,其中一方获利而对另一方造成损害的一种共生关系。寄生与共栖、互利共生的区别主要在于共生的两种生物之间的利害关系,寄生是一方受益,另一方受害;共栖是一方受益,对另一方无害;互利共生是双方都受益。

12. 异位寄生是指有些寄生虫在常见的寄生部位以外的组织或器官内寄生的现象,常可引起异位损害。例如:① 日本血吸虫主要危害是虫卵致病,成虫产出的虫卵常随血流到达结肠肠壁和肝脏,引起虫卵肉芽肿和纤维化,虫卵也可随血流到达肺脏和脑等部位异位寄生,引起肺部和脑部的肉芽肿,导致类似肺炎和脑膜炎的症状;② 蛲虫成虫通常寄生于人体回盲部,成虫夜晚在肛门周围产卵,引起肛门瘙痒,但雌虫可异位寄生于泌尿生殖道,引起阴道炎、子宫内膜炎、输卵管炎和盆腔炎等严重损害;③ 班氏丝虫成虫除寄生于浅表部和深部淋巴系统外,还可异位寄生于眼前房、乳房、肺、脾和心包等处,引起乳糜腹腔积液、乳糜腹泻、乳糜肉芽肿、心包炎及眼部病变等。

13. 蛔虫、鞭虫、钩虫和蛲虫生活史的主要异同点

	蛔虫	鞭虫	钩虫	蛲虫
寄生部位	小肠	盲肠	小肠	回盲部
感染阶段	感染性虫卵	感染性虫卵	丝状蚴	感染性虫卵
感染途径	经口	经口	经皮肤	经口
成虫寿命	1 年	3 ~ 5 年	十二指肠钩虫:7 年 美洲钩虫:15 年	雌虫:1 个月
产卵量(个)	24 万	1000 ~ 7000	十二指肠钩虫: 10000 ~ 30000 美洲钩虫:5000 ~ 10000	5000 ~ 17000
食性	半消化食物	组织液和血液	血液	肠腔内容物和组织液
其他	幼虫先经过循环系统和呼吸系统的移行后才能在肠道定居	幼虫在肠道直接定居	幼虫先经过循环系统和呼吸系统的移行后才能在肠道定居	幼虫在肠道直接定居,雌虫夜晚在肛门周围产卵

14. 蛔虫在人群中感染普遍的原因有:① 生活史简单;② 产卵量大;③ 虫卵对外界抵抗力强;④ 人粪便未进行无害化处理,直接施肥;⑤ 人的卫生习惯和饮食习惯不良。

15. 不能,因为:① 已有感染,但虫体还未发育为成虫并产卵;② 因所有检查方法检出率都不是 100%,会有漏检;③ 有可能只是雄蛔虫感染,没有虫卵从粪便中排出。

16. 十二指肠钩虫和美洲钩虫成虫的主要鉴别点

鉴别点	十二指肠钩虫	美洲钩虫
大小	略大	略小
体形	"C"形	"S"形
口囊	腹面有 2 对钩齿	腹面有 1 对板齿
交合伞	略呈圆形	略呈扁圆形
背辐肋	远端分两支,每支再分 3 小支	基部分两支,每支再分 2 小支
交合刺	2 根,末端分开	2 根,末端合并呈倒钩状
尾刺	无	有 2 个,前后排列

17. 钩虫成虫以钩齿或板齿以及口囊吸附在小肠壁上,以摄取黏膜上皮及血液为食。除直接吸血及血液迅速从其消化道排出外,成虫经常更换吸附部位,并分泌抗凝血物质,防止吸附部位血液凝固,故被钩虫吸附的黏膜会不断渗血,引起长期慢性失血而致贫血。

18. 确诊钩虫感染的方法有:① 直接涂片法(查虫卵),优点是操作简单,缺点是检出率低;② 饱和盐水漂浮法(查虫卵),优点是检出率比直接涂片法高,缺点是操作略繁琐;③ 改良加藤厚涂片法(查虫卵),优点是可以定量,缺点是透明的时间很重要,太长虫卵无法辨

认；④ 钩蚴培养法（查丝状蚴），优点是检出率高且可鉴别虫种，缺点是需要温箱等设备，需时较长，5 ~ 7 天才有结果。

19. 不能。因蛲虫雌虫夜晚产卵于人体肛门周围褶皱皮肤，在宿主肠腔不能产卵，粪便中虫卵的检出率很低，粪便不适宜检查。

20. 蛲虫病病原学诊断方法主要有：① 肛门周围查虫卵，通常采用棉签拭子法或透明胶纸法，应于患者清晨排便前检查；② 肛门周围查成虫，肉眼观察，应于夜晚熟睡后检查。

（吴　亮　陈盛霞）

实验二 消化道寄生吸虫和绦虫

【引言】

消化道寄生吸虫和绦虫包括布氏姜片吸虫(姜片虫)、链状带绦虫(猪带绦虫)、肥胖带绦虫(牛带绦虫)、微小膜壳绦虫(短膜壳绦虫)、缩小膜壳绦虫(长膜壳绦虫)等。

【实验目的】

掌握姜片虫、猪带绦虫、牛带绦虫成虫、囊尾蚴和虫卵的形态特征及鉴别要点,熟悉其中间宿主(或水生植物媒介)以及病理标本。了解微小膜壳绦虫、缩小膜壳绦虫生活史重要时期的形态要点。

【实验标本】

1. 姜片虫成虫大体、染色标本,虫卵玻片标本,中间宿主扁卷螺干制标本,水生植物媒介菱角、荸荠、茭白等瓶装标本。

2. 猪带绦虫成虫大体标本,头节、成节、孕节玻片标本,囊尾蚴瓶装和染色玻片标本,囊尾蚴病理标本。

3. 牛带绦虫成虫大体标本,头节、成节、孕节玻片标本,囊尾蚴大体和染色玻片标本,囊尾蚴病理标本。

4. 带绦虫卵玻片标本。

5. 微小膜壳绦虫成虫大体标本,成节、孕节玻片标本,虫卵玻片标本。

6. 缩小膜壳绦虫成虫大体标本,成节、孕节玻片标本,虫卵玻片标本。

【实验内容】

一、布氏姜片吸虫(姜片虫)

1. 姜片虫成虫大体标本(肉眼观察)

活虫体为肉红色,似瘦肉片,常做皱曲状活动。死虫或固定后浸制标本呈椭圆形,灰白色,似姜片状。虫体较大,背腹扁平,前窄后宽,长 20 ~ 75 mm,宽 8 ~ 20 mm,厚 0.5 ~ 3 mm。口吸盘靠近体前端,直径 0.5 mm,腹吸盘靠近口吸盘后方,肉眼可见形如漏斗状,肌肉发达,较口吸盘大 4 ~ 5 倍。应特别注意与肝片形吸虫相鉴别。

2. 姜片虫成虫染色标本(肉眼观察或低倍镜观察)

在虫体口吸盘的后方有一球形的咽,食管短。在腹吸盘前,肠管分为 2 支,沿虫体两侧迂曲后行,至虫体末端呈盲端。雌雄同体,2 个睾丸高度分支,呈珊瑚状,前后排列于虫体后 2/3 处。卵巢呈分支状,子宫盘曲于腹吸盘和卵巢之间。无受精囊,具有劳氏管。卵模和梅氏腺明显可见。卵黄腺发达,分布于虫体两侧,自腹吸盘水平至虫体末端。雌雄生殖系统均开口于腹吸盘前缘的生殖腔。注意观察虫体的外形、大小、口腹吸盘、消化系统及生殖系统(图 2-1)。

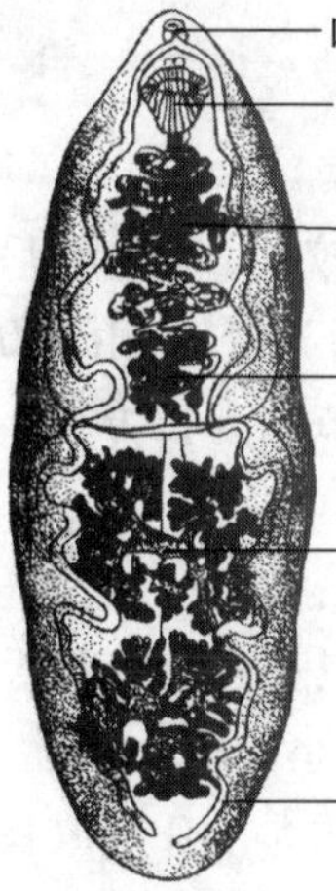

图 2-1　姜片虫成虫

3. 姜片虫卵玻片标本(低倍镜及高倍镜观察)

姜片虫卵是所学的人体常见蠕虫卵中最大者,椭圆形,大小为(130 ~ 140)μm × (80 ~ 85)μm,淡黄色,卵壳薄,一端有 1 个不明显的卵盖,卵内含 1 个卵细胞,20 ~ 40 个卵黄细胞,但在固定标本中不易见到卵细胞(图 2-2)。该卵与肝片形吸虫卵相似,应注意鉴别。

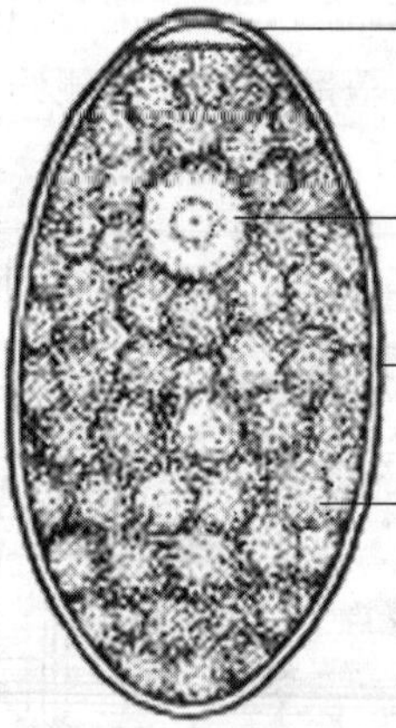

图 2-2　姜片虫卵

4．扁卷螺干制标本（肉眼观察）

扁卷螺为姜片虫的中间宿主，体小，呈淡黄色或黄褐色，小圆盘状，平均宽 6～7 mm，高 2～4 mm，壳扁平、薄而透明，螺旋在一个平面上旋转。常附于水生植物表面，可在水中游动或自由浮沉。

5．水生植物媒介瓶装标本（肉眼观察）

水生植物如菱角、荸荠、茭白等为此虫的植物媒介，尾蚴在这些水生植物的表面形成囊蚴。

二、链状带绦虫（猪带绦虫）

1．猪带绦虫成虫大体标本（肉眼观察）

虫体背腹扁平，长约 2～4 m，体壁较薄，略透明呈乳白色。头节细小，圆球形，长约 1 mm，头与颈部相连，肉眼不易区分，颈后为链体，由 700～1000 节组成。近颈部的幼节，节片短而宽，中部的成节近方形，末端的孕节则为长方形。每一节片的侧面有一生殖孔，略突出，不规则地分布于链体两侧。

2．猪带绦虫头节染色玻片标本（低倍镜观察）

头节近似球形，直径 0.6～1.0 mm，具有 4 个杯状吸盘，顶部有一向前突出的顶突，其上有 25～50 个小钩，排列内外两圈，内圈的小钩较大，外圈的稍小。吸盘和顶突小钩为固着器官。颈部较细，直径约为头节的一半，长约 5～10 mm（图 2-3）。

3．猪带绦虫成节染色玻片标本（低倍镜观察）

每一成节具雌、雄生殖器官各一套，睾丸约 150～200 个，呈滤泡状，分布在节片背侧，输精管向一侧横走，经阴茎囊开口于生殖腔，生殖腔在节片的一侧边缘中部。阴道在输精管的后方；卵巢在节片 1/3 中央，分为 3 叶，除左右 2 叶外，子宫于阴道之间另有一中央小叶；子宫位于节片中央，卵黄腺位于卵巢之后（图 2-3）。

4．猪带绦虫孕节染色玻片标本（放大镜或低倍镜观察）

孕节呈长方形，其内只可见充满虫卵的子宫，其他器官均退化，子宫由主干向两侧分支。放大镜观察子宫侧支数目，计算时从基部数起。每侧约 7～13 支，每一支又继续分支，呈不规则的树枝状。子宫内含虫卵约 3 万～5 万个（图 2-3）。

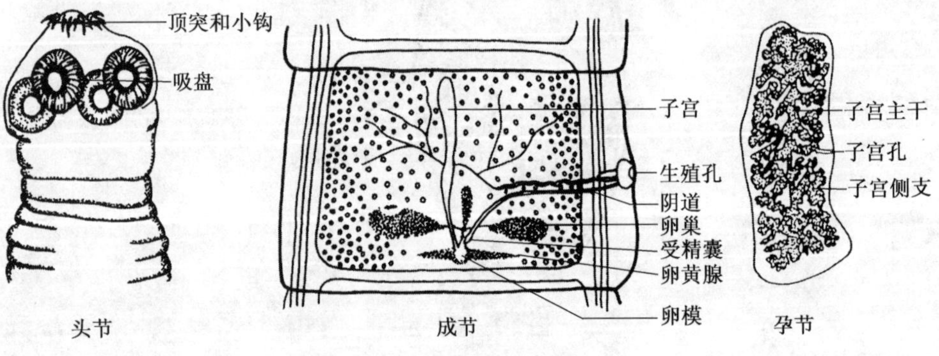

图 2-3　猪带绦虫头节、成节、孕节

5. 猪带绦虫囊尾蚴瓶装标本(肉眼观察)

肉眼可见囊尾蚴呈卵圆形,大小约 5 mm×10 mm,白色半透明的囊泡,囊内充满透明的囊液。囊壁分两层,外为皮层,内为间质层,间质层有一处向囊内增厚形成向内翻卷收缩的头节。

6. 猪带绦虫囊尾蚴染色玻片标本(低倍镜观察)

头节伸出的囊尾蚴呈长条状,前细后粗。头节凹陷的囊尾蚴呈椭圆形。均仅见头节,结构与成虫头节相似,呈球形,有顶突和小钩以及 4 个吸盘,但比成虫头节小。

7. 带绦虫卵玻片标本(低倍镜及高倍镜观察)

镜下观察虫卵呈球形或近球形。卵壳薄而透明,极易破裂脱落。在虫卵自孕节散出后,卵壳多已脱落,称不完整卵。不完整虫卵直径 31 ~ 43 μm。完整虫卵直径 50 ~ 60 μm。卵壳内为胚膜。胚膜较厚,棕褐色,厚达 2.9 μm,由许多棱柱体组成,在光镜下呈放射状条纹。胚膜内含球形的六钩蚴,有 3 对小钩,直径约 14 ~ 20 μm(图 2-4)。猪带绦虫与牛带绦虫的虫卵在光学显微镜下无法区分,统称为带绦虫卵。

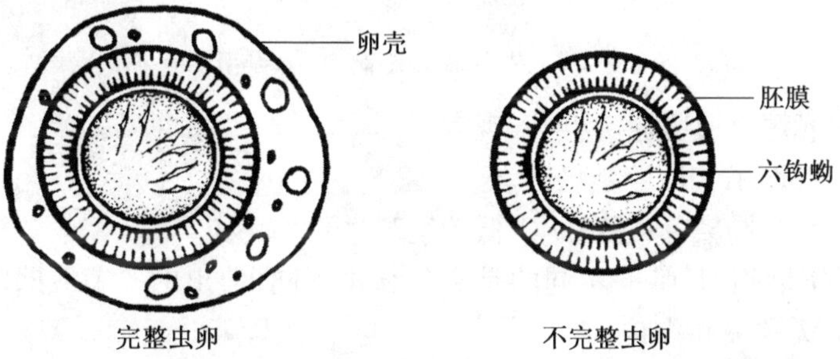

图 2-4　带绦虫卵

8. 病理标本(肉眼观察)

(1) 囊尾蚴寄生的猪肉:肉眼观察肌肉纤维间有多个黄豆大小、乳白色的囊状物。

(2) 心脏囊尾蚴病标本:肉眼观察心肌纤维间有多个黄豆大小、乳白色的囊状物。

(3) 脑囊尾蚴病标本:肉眼观察脑组织间有多个黄豆粒大小、乳白色的囊状物,在脑组织中呈圆形。

三、肥胖带绦虫(牛带绦虫)

1. 牛带绦虫成虫大体标本(肉眼观察)

外形呈带状,体分节,体长 4 ~ 8 m,由 1000 ~ 2000 节组成。由于牛带绦虫体壁较猪带绦虫略厚,故虫体颜色微黄。虫体构成与猪带绦虫相同,也分为头节、颈节和链体三部分。

2. 牛带绦虫头节染色玻片标本(低倍镜观察)

呈方形,直径约 1.5 ~2 mm,具 4 个杯状吸盘,无顶突和小钩,这是与猪带绦虫形态不同的鉴别点之一(图 2-5)。

3. 牛带绦虫成节染色玻片标本(低倍镜观察)

近方形,可见雌雄生殖器官各一套,卵巢分 2 叶,卵黄腺位于节片中央后部。管状的子宫,从节片中央向前延伸为盲囊。节片上方及两侧散在小圆形滤泡状的睾丸,每节约数百个,生殖孔位于节片的一侧(图2-5)。

4. 牛带绦虫孕节染色标本(低倍镜观察)

呈长方形,子宫发达,内充满虫卵,自主干向两侧分支,子宫分支较整齐,每侧一级分支,自子宫主干基部数子宫的分支数为15~30支(图2-5)。注意同猪带绦虫孕节相区别。

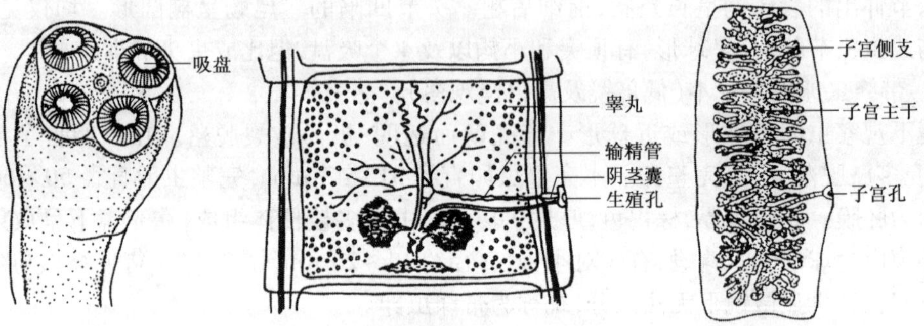

图2-5 牛带绦虫头节、成节、孕节

5. 牛带绦虫囊尾蚴瓶装标本(肉眼观察)

同猪带绦虫囊尾蚴,肉眼不能区分。

6. 牛带绦虫囊尾蚴染色玻片标本(低倍镜观察)

外观与猪囊尾蚴相似,唯一不同的是头节结构不同,伸出的头节或凹陷的头节与其成虫头节结构相同,无顶突和小钩。

7. 囊尾蚴寄生的牛肉(肉眼观察)

肌肉纤维间有多个黄豆大小、乳白色的囊状物。

四、微小膜壳绦虫(短膜壳绦虫)

1. 微小膜壳绦虫成虫玻片标本(低倍镜观察)

虫体呈乳白色,大小为(5~80)mm×(0.5~1.0)mm,平均长度20 mm,极少超过40 mm。由100~200节片组成。所有的节片均宽大于长,并由前向后逐渐增大,孕节最大。各节片生殖孔都位于虫体同一侧。低倍镜下观察虫体的头节特征,可见头节呈球形,直径约0.13~0.4 mm,有4个吸盘和1个可以伸缩的顶突,顶突上有呈单环排列的小钩,小钩数20~30个。颈节细长。

2. 微小膜壳绦虫成节染色玻片标本(低倍镜观察)

节片中有3个近圆形的睾丸作横线排列,贮精囊较发达,在阴茎囊内的部分称为内贮精囊,在阴茎囊外的部分称为外贮精囊。卵巢叶状,位于中央。卵黄腺球形,位于卵巢后方的腹面。

3. 微小膜壳绦虫孕节染色玻片标本(低倍镜观察)

子宫呈袋状,其内充满虫卵并占据整个节片。

4. 微小膜壳绦虫卵玻片标本(低倍镜及高倍镜观察)

虫卵圆形或椭圆形,大小为(48~60)μm×(36~48)μm。无色透明,外层为很薄的卵壳,内为胚膜,胚膜的两极略隆起,发出4~8根丝状物,胚膜内含1个六钩蚴(图2-6)。观察虫卵的外形、颜色、卵壳、胚膜、极丝及卵内容物,注意光线不宜过强。

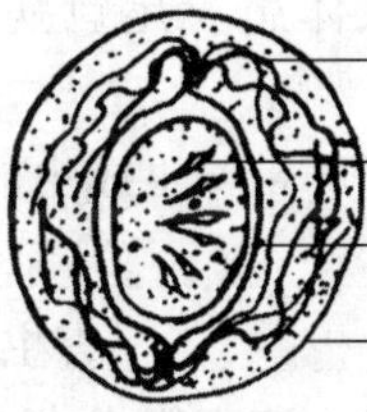

图2-6 微小膜壳绦虫卵

五、缩小膜壳绦虫(长膜壳绦虫)

1. 缩小膜壳绦虫成虫玻片标本(低倍镜观察)

成虫与微小膜壳绦虫相似,但较大,约为(200~600)mm×(3.5~4.0)mm,链体有800~1000个节片。头节呈球形,直径0.2~0.5 mm,顶突凹入,顶突发育不良,不易伸缩,无小钩;吸盘4个,较小。生殖孔开口于链体节片一侧边缘的中央,大多位于同侧。

2. 缩小膜壳绦虫成节染色玻片标本(低倍镜观察)

成熟节片有睾丸3个,偶有2个或多至4~5个。

3. 缩小膜壳绦虫孕节染色玻片标本(低倍镜观察)

孕节子宫呈袋状,四周向内凹陷呈瓣状,边缘不整齐,内充满虫卵。

4. 缩小膜壳绦虫卵玻片标本(低倍镜及高倍镜观察)

虫卵圆形或近似圆形,黄褐色,较微小膜壳绦虫卵稍大,为(60~79)μm×(72~86)μm,卵壳较厚,卵壳内侧附有一层半透明的内膜。胚膜两端略肥厚,无极丝,内含1个六钩蚴。胚膜与卵壳之间充满无色、透明的胶状物。

【复习题】

一、名词解释

1. 囊尾蚴
2. 米猪肉

二、填空题

1. 姜片虫的尾蚴附着于水生植物__________、__________和__________等的表面形成囊蚴,水生植物是其__________。

2. 姜片虫的终宿主是__________,中间宿主是__________,保虫宿主是__________,传染源是__________、__________和__________。

3. 寄生于人体肠道的绦虫主要有__________、__________、__________和__________。

4. 绦虫成虫结构分为__________、__________和__________三部分。

5. 链状带绦虫的幼虫称为__________,在人体的常见寄生部位是__________、__________和__________等,引起__________病。

6. 人体患囊尾蚴病的感染方式有__________、__________和__________等三种方式。

7. 肥胖带绦虫成虫的链体约有节片__________节,其与链状带绦虫的区别主要是依据__________、__________和__________的形态特征,其孕节易从人体__________逸出,故用__________查虫卵检出率较高。

8. 微小膜壳绦虫成虫寄生于人体的__________,不需要__________宿主即可完成整个生活史。人误食微小膜壳绦虫卵后,在消化道孵出__________,进入肠绒毛可发育为__________,返回肠腔可发育为__________。人患微小膜壳绦虫病的确诊依据是粪便中检获__________或__________。

9. 灭鼠可预防__________绦虫和__________绦虫等。

三、选择题

1. 姜片虫成虫形态特征是(　　)。
   A. 雌雄异体　　B. 虫体呈线状
   C. 睾丸珊瑚状,在虫体后部呈前后排列　　D. 睾丸6个,串珠状排列
   E. 睾丸小,在虫体后部左右排列

2. 人体寄生虫中最大的蠕虫卵是(　　)。
   A. 日本血吸虫卵　　B. 钩虫卵
   C. 肝吸虫卵　　D. 布氏姜片吸虫卵
   E. 蛔虫卵

3. *Fasciolopsis buski* 的传染源为(　　)。
   A. 水生植物　　B. 扁卷螺
   C. 患者　　D. 狗
   E. 鼠类

4. 姜片虫成虫主要寄生在(　　)。
   A. 小肠　　B. 脑部
   C. 肺部　　D. 水生植物
   E. 肝脏

5. 姜片虫的中间宿主是(　　)。
   A. 人　　B. 扁卷螺
   C. 水生植物　　D. 猪
   E. 钉螺

6. 布氏姜片吸虫的主要保虫宿主是(　　)。
   A. 带虫者　　B. 扁卷螺
   C. 患者　　D. 家猪
   E. 野猪

7. 姜片虫病患者的主要临床表现是(　　)。
A. 肝肿大
B. 咳痰
C. 腹痛,常伴有腹泻
D. 胆囊炎
E. 胸痛

8. 姜片虫病患者的粪便中可查到姜片虫的(　　)。
A. 虫卵
B. 毛蚴
C. 囊蚴
D. 尾蚴
E. 子雷蚴

9. 虫卵胚膜两极有丝状物的绦虫是(　　)。
A. 猪带绦虫
B. 牛带绦虫
C. 缩小膜壳绦虫
D. 微小膜壳绦虫
E. 曼氏迭宫绦虫

10. 牛肉中的囊尾蚴可使人感染(　　)。
A. 微小膜壳绦虫病
B. 猪带绦虫病
C. 牛带绦虫病
D. 曼氏迭宫绦虫病
E. 牛囊尾蚴病

11. 猪肉中的囊尾蚴可使人感染(　　)。
A. 微小膜壳绦虫病
B. 猪带绦虫病
C. 牛带绦虫病
D. 曼氏迭宫绦虫病
E. 猪囊尾蚴病

12. 猪带绦虫的头节上有(　　)。
A. 吸盘4个、小钩2圈
B. 吸盘2个、小钩2圈
C. 吸盘4个、小钩1圈
D. 吸盘4个,无小钩
E. 吸盘2个、小钩1圈

13. 可引起自体内重复感染的绦虫是(　　)。
A. 猪带绦虫
B. 牛带绦虫
C. 缩小膜壳绦虫
D. 曼氏迭宫绦虫
E. 以上均是

14. 牛带绦虫的头节上有(　　)。
A. 吸盘4个、小钩2圈
B. 吸盘2个、小钩2圈
C. 吸盘4个、小钩1圈
D. 吸盘4个,无小钩
E. 吸盘2个、小钩1圈

15. 人可作为终宿主又可作为中间宿主的寄生虫是(　　)。
A. *Taenia solium*
B. *Taenia saginata*
C. *Hymenolepis diminuta*
D. *Hymenolepis nana*
E. *Spirometra mansoni*

16. 猪带绦虫对人体的主要危害是(　　)。

A. 小钩和吸盘对肠壁的刺激　B. 吸收大量的营养
C. 囊尾蚴寄生组织器官所造成的损害　D. 六钩蚴穿过组织器官时的破坏作用
E. 代谢产物毒素作用

四、问答题

1. 简述姜片虫的致病机制。
2. 猪带绦虫和牛带绦虫对人体的危害有何不同？在诊断中应怎样鉴别？如何预防？
3. 试述微小膜壳绦虫感染人体的方式。

【参考答案】

一、名词解释

1. 囊尾蚴:又称囊虫,为牛带绦虫及猪带绦虫在中间宿主体内的时期。呈卵圆形,乳白色、半透明的囊状物,囊内充满囊液,囊壁上有向内翻转的头节,米粒大小,悬于囊液中,头节结构与成虫相似。

2. 米猪肉:有猪囊尾蚴寄生的猪肉俗称“米猪肉”。

二、填空题

1. 菱角、荸荠、茭白,媒介。
2. 人,扁卷螺,猪,患者、带虫者、保虫宿主(猪等)。
3. 猪带绦虫、牛带绦虫、微小膜壳绦虫、缩小膜壳绦虫。
4. 头节、颈部、链体。
5. 囊尾蚴(囊虫),皮下肌肉、眼、脑,囊尾蚴(囊虫)。
6. 自体内重复感染、自体外重复感染、异体感染。
7. 1000 ~ 2000,头节、成节、孕节,肛门,透明胶纸法。
8. 小肠,中间,六钩蚴,似囊尾蚴,成虫,虫卵、孕节。
9. 微小膜壳、缩小膜壳。

三、选择题

1. C　2. D　3. C　4. A　5. B　6. D　7. C　8. A　9. D　10. C
11. B　12. A　13. A　14. D　15. A　16. C

四、问答题

1. 姜片虫的致病机制包括机械性损伤及虫体代谢产物被宿主吸收引起的超敏反应。成虫腹吸盘肌肉发达,吸附力强,易造成被吸附的肠黏膜与其附近组织发生炎症反应、充血、水肿,严重者可引起出血、溃疡或脓肿。炎症部位可见细胞浸润。感染虫体数较多时,虫体覆盖肠黏膜，影响宿主消化与吸收功能，导致消化功能紊乱和营养不良。大量感染时，虫体成团可引起肠梗阻。虫体代谢产物刺激机体产生超敏反应，血中嗜酸性粒细胞明显增多。

2. 猪带绦虫和牛带绦虫对人体均可造成危害，但危害程度有所不同。主要是猪带绦虫的成虫和幼虫均可寄生于人体，并且存在着自身感染囊虫病的可能性。据国内报道，约有16% ~25%的绦虫病患者伴有囊虫病，而囊虫病患者中约有55.6%伴有猪带绦虫病。猪囊虫可寄生在皮下、脑、眼等部位引起严重的病变，猪带绦虫的危害比牛带绦虫大。在诊断中，根据孕节、头节及成节对两种绦虫进行鉴别。猪带绦虫孕节子宫侧支数为7 ~13支，头节上有顶突和小钩，成节卵巢分3叶。牛带绦虫孕节子宫侧支数为15 ~30支，头节上没有顶突和小钩，成节卵巢分2叶。

猪带绦虫和牛带绦虫的预防原则基本相同，应采取综合措施，包括治疗患者、管理粪便、加强肉类检疫、注意个人卫生、饮食卫生、不食生的或不熟的肉类。由于猪带绦虫成虫寄生在肠道可导致囊虫病，所以猪带绦虫病应尽早彻底驱虫治疗。

3. 微小膜壳绦虫感染人体的方式分为两种情况：(1)生活史过程中不经过中间宿主而引起感染：① 自体内重复感染：成虫寄生在人的小肠，产出的虫卵若在肠道内停留时间较长，经消化液的作用，可在小肠内孵出六钩蚴，六钩蚴钻入小肠绒毛发育为似囊尾蚴，然后返回肠腔发育为成虫，即在同一宿主肠道内完成其整个生活史；② 自体外重复感染：微小膜壳绦虫病患者粪便排出的孕节或虫卵，被患者自己误食而感染；③ 异体感染：微小膜壳绦虫病患者或感染者排出的孕节或虫卵，被他人误食而感染。(2)生活史过程中经过中间宿主而引起感染的方式：微小膜壳绦虫的中间宿主为多种蚤类和面粉甲虫等节肢动物，虫卵被中间宿主吞食，在其消化道孵出六钩蚴，六钩蚴进入血腔发育为似囊尾蚴，人误食含有似囊尾蚴的中间宿主或死亡的中间宿主污染的食物，即可获得感染。

（陈金铃　段义农）

实验三　消化道寄生原虫

【引言】

消化道寄生原虫包括溶组织内阿米巴、结肠内阿米巴、蓝氏贾第鞭毛虫（贾第虫）、人毛滴虫、隐孢子虫、结肠小袋纤毛虫等。

【实验目的】

掌握溶组织内阿米巴、蓝氏贾第鞭毛虫滋养体和包囊的形态特征及鉴别要点，熟悉其病理标本。了解结肠内阿米巴、人毛滴虫、隐孢子虫、结肠小袋纤毛虫生活史重要时期的形态要点。

【实验标本】

1. 溶组织内阿米巴滋养体活体标本、玻片标本、病理标本，包囊玻片标本。
2. 结肠内阿米巴滋养体、包囊玻片标本。
3. 蓝氏贾第鞭毛虫滋养体、包囊玻片标本。
4. 人毛滴虫滋养体玻片标本。
5. 隐孢子虫卵囊玻片标本。
6. 结肠小袋纤毛虫滋养体、包囊玻片标本。

【实验内容】

一、溶组织内阿米巴

1. 溶组织内阿米巴滋养体活标本（低倍镜及高倍镜观察）

从患者新鲜粪便的脓血部分取材，立即做生理盐水直接涂片，加盖玻片后用高倍镜观察。或保持在37℃条件下的培养液中，用滴管吸取近底部的培养液于载玻片上，加盖玻片，先在低倍镜下看到虫体活动时，转用高倍镜仔细观察。阿米巴在高倍镜下为透明稍大于白细胞的折光性活动体，形态不固定，由外质伸出伪足，内质随即流入，从而做定向的阿米巴运动。注意伪足的形成及运动特点，常因室温低或放置较久而运动迟缓。人工培养的滋养体，食物泡内不含有红细胞，而含有淀粉颗粒或细菌。在活体中细胞核不易看到，而衰老临死的虫体内可见圆形细胞核。核中央核仁隐约可见。

2. 溶组织内阿米巴滋养体铁苏木素染色玻片标本(油镜观察)

呈不规则的圆形或椭圆形,大小为 20 ~ 60 μm。在高倍镜下见到体积较大、外缘透明、有不规则的伪足、内为颗粒而具有黑色细胞核的物体,将其移向视野中心,并在载玻片上滴加镜油 1 滴,转换油镜检查。此时只可用细螺旋纠正焦距,切不可用粗螺旋,否则会损害镜头或标本。看到清晰的滋养体后,应注意观察:① 外质无色透明,常显示有伪足;② 内质为蓝黑色的颗粒状,其食物泡中含有完整或半消化的圆形墨黑色的红细胞;③ 核圆形,有薄而染黑色的核膜,核内缘可见分布较均匀的或聚在一边呈镰刀形的染色质粒;④ 核仁小而且亦染黑色,位于核中央。核仁与核膜之间有网状的核纤维(图 3-1)。

3. 溶组织内阿米巴包囊碘液染色玻片标本(高倍镜观察)

吸取 1 ~ 2 滴保存的包囊悬液,滴于载玻片上,经碘液染色后进行观察。低倍镜下找到黄色小点后,换高倍镜观察。包囊呈圆形,直径 5 ~ 15 μm,因碘液染成棕黄色。包囊壁薄而透明,核 1 ~ 4 个,不着色,具折光性。在单核或双核的包囊中,有时可见染成棕色的糖原泡,但边缘模糊,拟染色体亦不清晰。观察包囊必须与人酵母菌或脂肪滴鉴别:人酵母菌形状大小不同,内有较大的空泡;脂肪滴的反光性强,不着色,内无任何结构。

4. 溶组织内阿米巴包囊铁苏木素染色玻片标本(油镜观察)

包囊为圆形,囊壁常透明无色,直径 10 ~ 20 μm。囊内可见 1 ~ 4 个核,核的构造同滋养体。拟染色体为深黑色,棒状,两端钝圆,在成熟的 4 核包囊内拟染色体消失。糖原泡被溶解为空泡。拟染色体和糖原泡在未成熟包囊中较常见(图 3-1)。

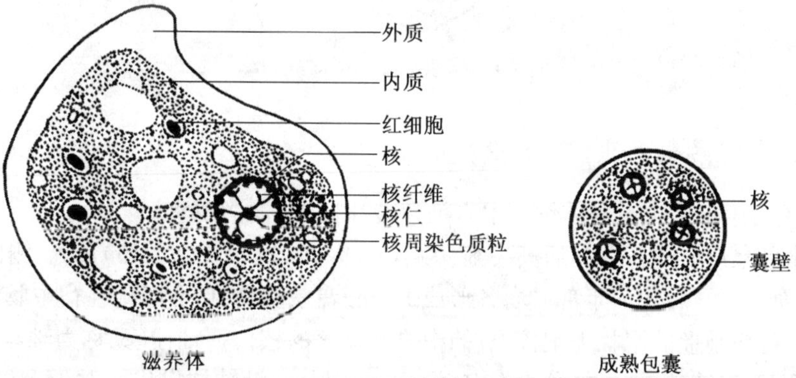

图 3-1 溶组织内阿米巴

5. 阿米巴患者结肠肠壁溃疡病理标本及病理切片标本(肉眼及油镜观察)

肉眼可见其特点,表现为结肠黏膜面有大小不一的溃疡,溶组织内阿米巴滋养体侵入肠黏膜下层增殖并破坏肠黏膜,形成口小底大的烧瓶样溃疡。溃疡底部向四周扩展,使相邻溃疡底部互通。溃疡之间黏膜正常。油镜下除见到肠壁组织细胞的病理变化外,有时可见有特征结构的滋养体。

6. 阿米巴肝脓肿病理标本(肉眼观察)

脓肿常为单个,可有明显的脓肿壁,为纤维组织所形成,脓腔内有未被溶解的结缔组织,形成肝组织支持架,呈带状贯通脓腔中间。

二、结肠内阿米巴

1. 结肠内阿米巴滋养体铁苏木素染色玻片标本(油镜观察)

通常略大于溶组织内阿米巴滋养体,内外质分界不明显,内质食物泡多个,内含细菌、酵母菌及淀粉粒等碎屑,不含红细胞。细胞核 1 个,圆形,核仁较大,多偏位,核膜内缘染色质粒大小不一,排列不整齐。

2. 结肠内阿米巴包囊碘液染色玻片标本(高倍镜观察)

可能与溶组织内阿米巴包囊混合保存,应注意鉴别。包囊的特征:染成黄色,直径 10 ~ 30 μm,一般较溶组织内阿米巴包囊大,圆形,囊壁较厚、不着色。隐约可见不着色、具折光性的核,以及染成棕褐色的糖原泡,常边界不清楚。

3. 结肠内阿米巴包囊铁苏木素染色玻片标本(油镜观察)

圆形或类圆形,蓝黑色,直径 10 ~ 30 μm。囊壁较厚,囊内有核 1 ~ 8 个,核周染色质粒粗细不均,排列不整齐,核仁较大,常偏位,拟染色体常不清晰,呈碎片状或草束状。未成熟包囊中常有较大的糖原泡,染色过程中被溶解为空泡。成熟包囊有时仅见 8 个核(图 3-2)。

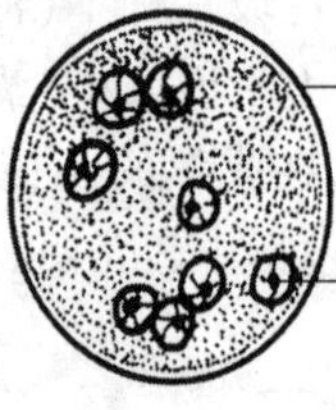

图 3-2　结肠内阿米巴成熟包囊

三、蓝氏贾第鞭毛虫(贾第虫)

1. 蓝氏贾第鞭毛虫滋养体铁苏木素染色玻片标本(油镜观察)

滋养体呈梨形,前端宽,向后渐尖细,大小为(9 ~ 21)μm × (5 ~ 15)μm。侧面观可见背面隆起,腹面扁平。腹面前半部左右各形成 1 个吸盘状陷窝,借此吸附在宿主肠黏膜上。陷窝底部有 1 对卵圆形的泡状细胞核,核的中央有显著的核仁。轴柱(又称为轴丝)1 对,纵贯虫体中部,不伸出体外,把虫体分为左右对称的两部分。沿轴柱发出 4 对鞭毛,分别是前侧鞭毛、腹侧鞭毛、后侧鞭毛和尾鞭毛各 1 对。轴柱中部可见 1 对逗点状或半月形的中体(图 3-3)。虫体以鞭毛摆动做翻滚运动。

2. 蓝氏贾第鞭毛虫包囊碘液染色玻片标本(高倍镜观察)

淡黄或棕褐色,囊壁不着色,具较强的折光性。囊内细胞核、轴柱、鞭毛及丝状物等均不着色,具折光性。

3. 蓝氏贾第鞭毛虫包囊铁苏木素染色玻片标本(油镜观察)

呈长卵圆形,大小为(8 ~ 14)μm × (7 ~ 10)μm,外层为囊壁,囊壁较厚,囊壁与虫体之间有明显的不均匀空隙。未成熟包囊有 2 个核,成熟包囊有 4 个核,核的位置偏于一端。轴柱在虫体中央,有时可见鞭毛、轴柱、丝状物等(图 3-3)。

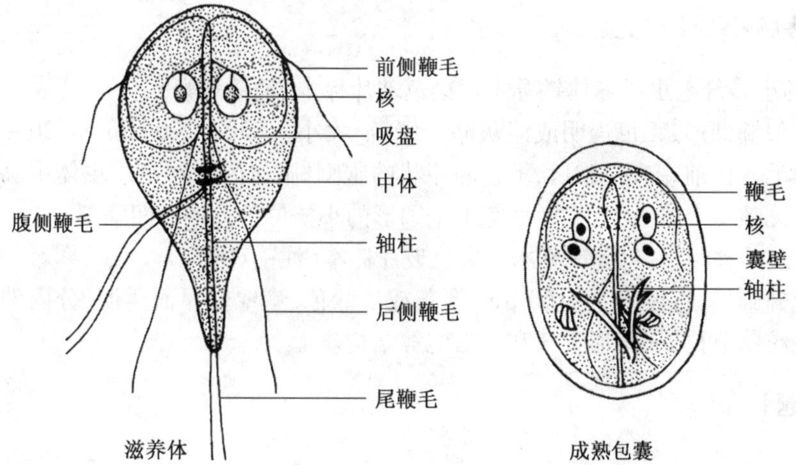

图 3-3　蓝氏贾第鞭毛虫

四、人毛滴虫

人毛滴虫滋养体玻片标本(油镜观察)

呈梨形,外形似阴道毛滴虫,大小为(5 ~ 15) μm × (7 ~ 10) μm,具有 4 根前鞭毛和 1 根后鞭毛,后鞭毛与波动膜外缘相连,游离于尾端。波动膜的内侧借助一弯曲、薄杆状的肋与虫体相连。肋与波动膜等长,是重要的鉴定依据。细胞核 1 个,位于虫体前端,靠近前鞭毛的起始处。轴柱纤细,贯穿整个虫体。胞质内含食物泡和细菌。活滋养体运动急速,不定向。

五、隐孢子虫

隐孢子虫卵囊改良抗酸染色玻片标本(油镜观察)

圆形或椭圆形,直径 4 ~ 7 μm,囊壁不着色,成熟卵囊内含 4 个子孢子和一团残留体(图 3-4)。经改良抗酸染色后,隐孢子虫卵囊呈玫瑰红色,背景有时可见红色的无特殊结构的杂质小点,应注意鉴别。由于卵囊在标本中位置的变化,有的卵囊其囊内子孢子呈不规则排列;残留体为暗黑色或棕色的颗粒状。粪便中未经染色的卵囊很难识别。

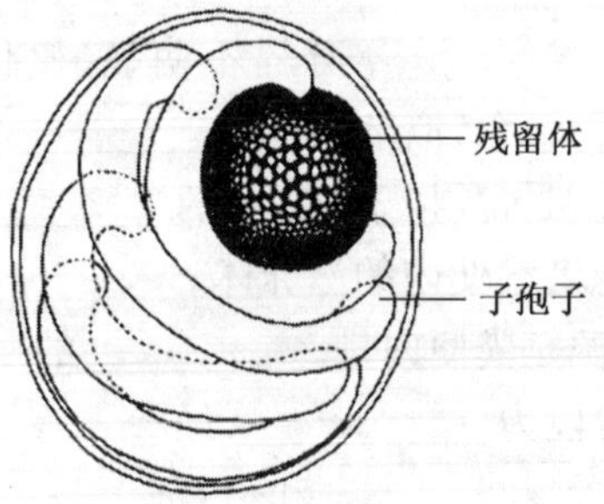

图 3-4　隐孢子虫卵囊

六、结肠小袋纤毛虫

1. 结肠小袋纤毛虫滋养体铁苏木素染色玻片标本(油镜观察)

虫体近似椭圆形,无色透明或淡灰略带绿色,大小为(50~200)μm×(20~80)μm,体表有许多纤毛。体前端有一胞口,下连漏斗状的胞咽,胞口内有纤毛。虫体中、后部各有一伸缩泡。可见核2个,1个肾形的大核,1个圆形的小核位于大核的凹陷部。

2. 结肠小袋纤毛虫包囊铁苏木素染色玻片标本(油镜观察)

圆形或椭圆形,直径为40~60 μm,淡黄或淡绿色,囊壁较厚而透明,分内外两层,囊内细胞质呈颗粒状,可见一肾形大核和伸缩泡等结构。

【复习题】

一、名词解释

1. 肠阿米巴病
2. 旅行者腹泻

二、填空题

1. 溶组织内阿米巴滋养体的细胞质分为________和________。碘液染色其未成熟包囊可见1~2个________、呈棒状的________和棕红色的________。其成熟包囊有________个细胞核,________和________多消失。

2. 溶组织内阿米巴滋养体铁苏木素染色可观察到________位于核中央,核膜内缘有大小均匀、排列整齐的________。其包囊铁苏木素染色,________构造同滋养体,________呈棒状,________被溶解而呈空泡状。

3. 溶组织内阿米巴寄生于结肠,在一定条件下,________可侵入肠壁组织形成溃疡,引起________。________亦可侵入肠壁静脉,可随血流至________、________、________等组织引起炎症,形成脓肿,称为________。

4. *Entamoeba histolytica* 的感染阶段为________,致病阶段为________。

5. 原虫的生殖方式有________和________,前者包括________、________和________,后者包括________和________。

6. 结肠内阿米巴滋养体________分界不明显,核仁________,核周染色质粒________。包囊核________个,拟染色体________状。

7. 蓝氏贾第鞭毛虫主要寄生于人体的________,引起________。用________法检查贾第虫病患者稀便内的滋养体。

8. *Giardia lamblia* 的传染源是粪便内排________的________和________。

9. 蓝氏贾第鞭毛虫感染阶段为________,经________进入人体。

10. 隐孢子虫成熟卵囊内含________和________。

11. 隐孢子虫的感染途径是经________,感染阶段为________。隐孢子虫完成整个生活史需要__________个宿主。

12. 隐孢子虫病原学诊断时最适宜的送检材料为__________,查到__________可确诊。

13. 结肠小袋纤毛虫的生活史有__________和__________两个阶段,其运动器官为__________。

三、选择题

1. 溶组织内阿米巴生活史的两个时期是指(　　)。
A. 滋养体和无鞭毛体　　B. 滋养体和包囊
C. 环状体和配子体　　D. 速殖子和缓殖子
E. 雌配子体和雄配子体

2. 可能检出 *Entamoeba histolytica* 包囊的标本是(　　)。
A. 成形粪便　　B. 脓血黏液便
C. 肝脓肿穿刺液　　D. 脓血痰液
E. 肺脓肿穿刺液

3. 与阿米巴病的防治有关的因素是(　　)。
A. 治疗患者和带虫者　　B. 加强粪便管理
C. 保护水源　　D. 消灭苍蝇、蟑螂等传播媒介
E. 与上述因素都有关

4. 确诊阿米巴痢疾的主要依据是(　　)。
A. 腹疼、腹泻　　B. 粪便中查到红细胞
C. 黏液血便中查到白细胞　　D. 粪便中查到有吞噬红细胞的滋养体
E. 粪便中查到包囊

5. 急性阿米巴痢疾最常用的实验诊断方法是(　　)。
A. 生理盐水涂片法找粪内活动的滋养体　　B. 生理盐水涂片法找粪内包囊
C. 血清学检查　　D. 组织切片检查
E. 乙状结肠镜检查

6. 以下哪种医学昆虫可传播阿米巴病(　　)。
A. 白蛉　　B. 中华按蚊
C. 淡色库蚊　　D. 微小按蚊
E. 蝇

7. 溶组织内阿米巴流行与防治特点错误的是(　　)。
A. 农村的感染率高于城市　　B. 带虫者为该病的传染源之一
C. 只有儿童、孕妇可受到感染　　D. 蝇可造成该病的传播
E. 预防该病要注意个人卫生和饮食卫生

8. 治疗阿米巴肝脓肿和阿米巴痢疾的首选药物是(　　)。
A. 左旋咪唑　　B. 甲苯达唑

C. 甲硝唑　D. 氯喹
E. 乙胺嘧啶

9. 在溶组织内阿米巴感染者的诊断方法中，只能用于辅助诊断，而不能用来确诊的是(　　)。
A. 生理盐水涂片法查滋养体
B. 碘液涂片法查包囊
C. 乙状结肠镜检查肠黏膜溃疡，并取材镜检滋养体
D. 肝脓肿穿刺液检查滋养体
E. 酶联免疫吸附试验检查抗阿米巴抗体

10. 急性阿米巴病的典型病理变化是(　　)。
A. 对靶组织的溶解性破坏作用　B. 生成肉芽肿
C. 细胞内寄生的增殖性破坏　D. 由外毒素引起的局部及全身性反应
E. 变态反应

11. 阿米巴痢疾的主要传染源来自(　　)。
A. 急性阿米巴痢疾患者　B. 慢性阿米巴痢疾愈后者
C. 无症状带虫者　D. 阿米巴肝脓肿者
E. 动物宿主

12. *Giardia lamblia* 的基本生活史过程是(　　)。
A. 双核包囊—滋养体—包囊排出　B. 滋养体—包囊分裂—包囊排出
C. 单核包囊—四核包囊—滋养体排出　D. 四核包囊—滋养体—包囊排出
E. 双核包囊—滋养体—包囊排出

13. 蓝氏贾第鞭毛虫的致病阶段是(　　)。
A. 滋养体　B. 包囊
C. 单核包囊　D. 双核包囊
E. 四核包囊

14. 蓝氏贾第鞭毛虫主要的传染源是(　　)。
A. 无症状带虫者　B. 患者
C. 病畜　D. 保虫宿主
E. 转续宿主

15. 蓝氏贾第鞭毛虫吸盘(　　)。
A. 钻入盲肠黏膜下组织　B. 吸附在回盲部
C. 吸附在小肠绒毛表面　D. 吸附在肠系膜静脉内壁上
E. 吸附在肠淋巴管内壁上

16. 检查蓝氏贾第鞭毛虫滋养体常用的方法是(　　)。
A. 碘液染色法　B. 离心沉淀法
C. 饱和盐水浮聚法　D. 生理盐水涂片法
E. 厚血膜涂片法

17. 蓝氏贾第鞭毛虫生活史中(　　)。
   A. 只有滋养体时期
   B. 既有滋养体时期,又有包囊时期
   C. 既有前鞭毛体时期,又有无鞭毛体时期
   D. 既有滋养体时期,又有包囊、假包囊时期
   E. 只有包囊时期
18. 蓝氏贾第鞭毛虫的感染阶段为(　　)。
   A. 单核包囊　　B. 双核包囊
   C. 四核包囊　　D. 滋养体
   E. 滋养体和包囊
19. 蓝氏贾第鞭毛虫的侵入途径为(　　)。
   A. 经口　　B. 经皮肤
   C. 经媒介昆虫　　D. 接触
   E. 经胎盘
20. 蓝氏贾第鞭毛虫的主要寄生部位是(　　)
   A. 泌尿系统　　B. 回盲部
   C. 十二指肠　　D. 淋巴系统
   E. 肠系膜静脉

四、问答题

1. 简述溶组织内阿米巴造成烧瓶样溃疡的原因。
2. 简述蓝氏贾第鞭毛虫的致病原因及病原学诊断方法。

【参考答案】

一、名词解释

1. 肠阿米巴病:溶组织内阿米巴滋养体侵入肠壁组织,吞噬红细胞和组织细胞,引起肠阿米巴病。急性期表现为肠壁组织坏死、溃疡,病人出现腹痛,腹泻,排黏液血便、次数多、味极腥臭,这是典型阿米巴痢疾的表现。慢性期由于组织破坏和愈合常同时存在,纤维组织增生明显,使得肠壁增厚,形成局部包块——阿米巴肉芽肿,病人腹泻和便秘症状交替出现。

2. 旅行者腹泻:贾第虫呈世界性分布,贾第虫滋养体主要寄生于人体的小肠上段,引起腹痛、腹泻和吸收不良等症状,此病在旅行者中多见,故称旅行者腹泻。

二、填空题

1. 内质、外质,细胞核、拟染色体、糖原泡,4,拟染色体、糖原泡。
2. 核仁,染色质粒,细胞核,拟染色体,糖原泡。

3. 滋养体,肠阿米巴病,滋养体,肝、肺、脑,肠外阿米巴病。
4. 包囊,滋养体。
5. 无性生殖、有性生殖,二分裂、多分裂、出芽生殖,结合生殖、配子生殖。
6. 内质与外质,偏位,分布不均,5~8,草束。
7. 十二指肠,腹泻,生理盐水直接涂片。
8. 包囊,患者、带虫者。
9. 包囊,口。
10. 4 个子孢子、1 个残余体。
11. 口,卵囊,1。
12. 粪便,卵囊。
13. 滋养体、包囊,纤毛。

三、选择题

1. B　2. A　3. E　4. D　5. A　6. E　7. C　8. C　9. E　10. A
11. C　12. D　13. A　14. A　15. C　16. D　17. B　18. C　19. A　20. C

四、问答题

1. 溶组织内阿米巴的致病过程复杂。滋养体黏附于肠黏膜,释放致病因子和蛋白水解酶。致病因子破坏接触的肠黏膜细胞(靶细胞),滋养体部分或全部吞噬这些靶细胞和红细胞。蛋白水解酶可溶解组织细胞,破坏肠黏膜。早期病变主要发生在浅表的肠黏膜,坏死区极小。急性期滋养体大量繁殖,并可穿破黏膜肌层,在疏松的黏膜下层繁殖扩展,溶解破坏组织,形成口小底大的烧瓶样溃疡。

2. (1)蓝氏贾第鞭毛虫的致病原因:① 虫株的毒力:来源不同的虫株具有不同的致病力;② 对肠黏膜的机械性损伤:贾第虫滋养体依靠吸盘附着于小肠壁黏膜表面,可损伤肠黏膜微绒毛,影响其消化和吸收功能;③ 机械性隔离作用:由于大量虫体的寄生和繁殖,使得虫体在营养物质和肠绒毛之间形成隔离层,从而影响营养物质的吸收;④ 虫体的分泌物和代谢产物对肠绒毛的化学性损伤,导致其功能下降;⑤ 宿主免疫力:免疫力低下的宿主更容易感染贾第虫或临床症状更严重。

(2)病原学诊断方法:① 粪便检查:急性期取新鲜粪便用生理盐水涂片检查滋养体,亚急性或慢性期患者用碘液染色粪便涂片检查包囊。由于包囊排出具有间断性,隔日查 1 次,连续检查 3 次的方法可以大大提高检出率;② 小肠液检查:用十二指肠引流或肠检胶囊法采集标本,涂片检查滋养体即可确诊;③ 小肠活组织检查:借助内镜在小肠十二指肠韧带附近取黏膜组织。

(陈金铃　段义农)

实验四　肝脏与胆管寄生虫

【引言】

肝脏与胆管寄生虫包括华支睾吸虫(肝吸虫)、肝片形吸虫(肝片吸虫)、细粒棘球绦虫(包生绦虫)、多房棘球绦虫等。

【实验目的】

掌握肝吸虫成虫和虫卵、细粒棘球绦虫棘球蚴砂的形态特征。熟悉肝吸虫生活史各期幼虫和第一中间宿主、第二中间宿主,以及多房棘球绦虫泡球蚴的形态特征。了解细粒棘球绦虫和多房棘球绦虫成虫、肝片吸虫成虫和虫卵的形态特征。

【实验标本】

1. 肝吸虫成虫大体、玻片标本,虫卵玻片标本,囊蚴玻片标本,第一中间宿主及第二中间宿主的大体标本,肝吸虫寄生于肝胆管病理标本。

2. 肝片吸虫成虫大体、玻片标本,虫卵玻片标本。

3. 细粒棘球绦虫成虫玻片标本,原头蚴(原头节)玻片染色标本,棘球蚴囊壁切片标本,棘球蚴寄生于肝脏病理标本。

4. 多房棘球绦虫成虫玻片标本,泡球蚴病理标本。

【实验内容】

一、华支睾吸虫(肝吸虫)

1. 肝吸虫成虫大体标本(肉眼观察)

肝吸虫成虫背腹扁平、体壁较薄。外形似葵花子,前窄,后端较钝圆,大小为(10～25)mm×(3～5)mm,子宫、睾丸、卵黄腺隐约可见。

2. 肝吸虫成虫玻片染色标本(低倍镜观察)

口吸盘较大,位于虫体顶端。腹吸盘较小,位于虫体前端约1/3处腹面。肠管沿虫体两侧直达后端,无显著曲折。睾丸2个,分支状,前后排列,位于虫体后约1/3处。卵巢呈分叶状,位于睾丸之前。子宫位于卵巢与腹吸盘之间。椭圆形的受精囊及劳氏管清晰可见。排泄囊为长袋状结构,位于虫体后1/3中部(图4-1)。

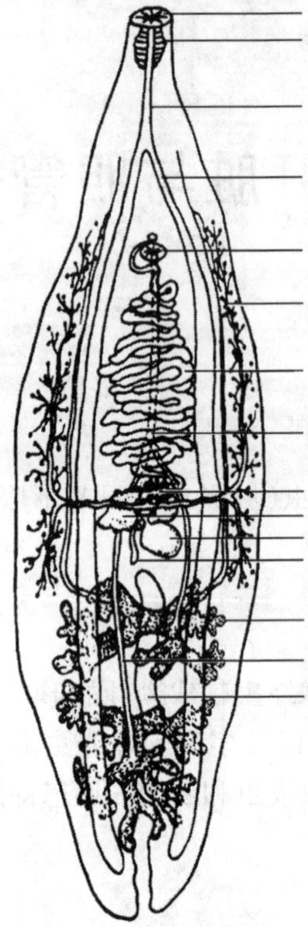

图 4-1　肝吸虫成虫

3. 肝吸虫卵玻片标本(低倍镜及高倍镜观察)

肝吸虫卵是最小的蠕虫卵。大小平均为 29 μm × 17 μm,黄褐色,形似芝麻,前端较窄,有一卵盖,卵盖周围的卵壳明显增厚形成肩峰,后端宽而钝圆,有一突起(小瘤),内含成熟的毛蚴(图 4-2)。肝吸虫卵与猫后睾吸虫、异形吸虫、横川后殖吸虫及灵芝孢子的形态很相似,应注意鉴别。

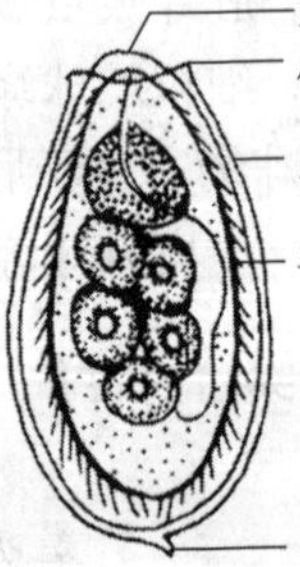

图 4-2　肝吸虫卵

4. 肝吸虫囊蚴玻片标本(低倍镜及高倍镜观察)

平均大小为 138 μm × 115 μm,椭圆形,有两层囊壁,囊内可见到黑褐色的排泄囊和口、腹吸盘等。

5. 肝吸虫第一中间宿主(肉眼观察)

纹沼螺、长角涵螺、赤豆螺等。

6. 肝吸虫第二中间宿主(肉眼观察)

淡水鱼、淡水虾。

7. 肝吸虫寄生于肝胆管病理标本(肉眼观察)

成虫寄生肝脏液浸标本,肝断面可见肝胆管管壁增厚,管腔因虫体的寄生而阻塞。

二、肝片形吸虫(肝片吸虫)

1．肝片吸虫成虫大体标本(肉眼观察)

与姜片虫成虫相似,不同之处主要是虫体前端有明显突出的头锥。

2．肝片吸虫成虫染色玻片标本(肉眼观察或低倍镜观察)

虫体长为2~50 mm,宽为8~13 mm,呈肝片状。头锥明显,体表密布细小棘刺。口吸盘较小,位于头锥后方。消化系统由口、咽、食管及肠支构成。肠支有许多小分支,呈树枝状。睾丸2个,高度分支,前后排列在虫体中部。卵巢较小,位于睾丸前侧。

3．肝片吸虫卵玻片标本(低倍镜或高倍镜观察)

长椭圆形,淡黄褐色,大小为(130~150)μm×(63~90)μm,壳薄,一端有小盖,卵内含有1个卵细胞和较多卵黄细胞。虫卵形态与姜片虫卵、棘口吸虫卵相似,应注意鉴别。

三、细粒棘球绦虫(包生绦虫)

1．细粒棘球绦虫成虫玻片染色标本(低倍镜观察)

虫体很小,体长约2~7 mm,头节具顶突和4个吸盘。顶突上有两圈小钩, 28~48个。颈部节片内含生发细胞,具有再生能力,能生长出新的节片。链体由1个幼节、1个成节和1个孕节组成。成节的结钩与带绦虫相似,生殖孔位于节片一侧的中部偏后。睾丸45~65个,分布于生殖孔的前后。孕节的子宫具不规则的侧突,内含虫卵,200~800个。

2．细粒棘球绦虫原头蚴玻片染色标本(低倍镜及高倍镜观察)

椭圆形,可见向内翻转收缩的头节,其顶突和吸盘内陷,保护着数十个小沟。由于吸盘重叠,常仅见2个吸盘(图4-3)。1个原头蚴在终宿主体内可发育为1条成虫。原头蚴与成虫的区别在于其体积小和缺顶突腺。许多原头节集聚一堆,外有一薄层囊壁包绕,即为生发囊。

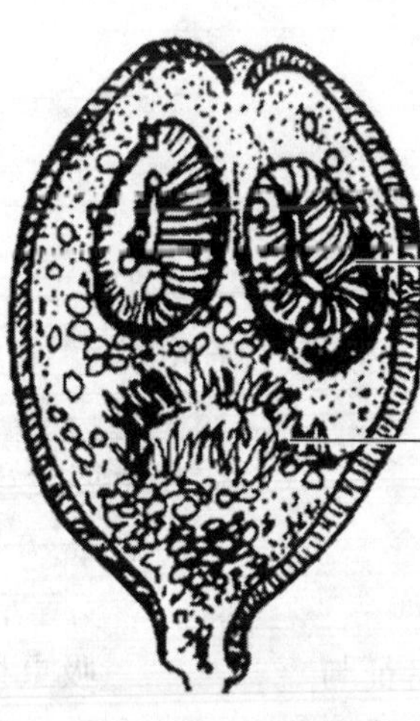

图4-3　细粒棘球绦虫原头蚴

3. 细粒棘球绦虫棘球蚴囊壁切片标本(低倍镜观察)

棘球蚴为单房性囊,最外层为假囊壁,是宿主组织的反应物,真囊壁分为内外两层,外层为角皮层,无细胞结构,内层为胚层,具有细胞核和微粒物质,胚层长出原头蚴。

4. 细粒棘球绦虫棘球蚴寄生于肝脏的病理标本(肉眼观察)

棘球蚴寄生在人及动物肝脏,其外层是宿主的组织包膜,其内是棘球蚴的囊壁。囊壁分为两层,外层角皮层较厚,厚约 1 mm,易破裂,如白色粉皮。内层为胚层,很薄,厚约 20 μm。囊内充满无色或微黄色棘球蚴液(囊液)。囊液中悬浮有原头蚴、生发囊及子囊。

四、多房棘球绦虫

1. 多房棘球绦虫成虫玻片染色标本(低倍镜观察)

外形纤细,长约 1.2 ~3.7 mm,常有 4 ~5 个节片,偶见 6 个节片。头节有 4 个吸盘,顶突有小沟 13 ~34 个。成节生殖孔位于节片侧缘中部偏前,睾丸 26 ~36 个,多分布于生殖孔后方。孕节子宫呈囊状,无侧囊,内含虫卵 100 至数百个。虫卵形态和大小均与细粒棘球绦虫相似,难以区别。

2. 多房棘球绦虫泡球蚴病理标本(肉眼观察)

泡球蚴由多个小囊泡相互连接而成,囊泡圆形或椭圆形,直径约为 0.1 ~1 mm,大者可达 3 ~5 mm,囊泡内含胶状物,囊与周围组织没有纤维组织分隔,囊壁有角皮层和生发层,但角皮层薄而不完整。囊泡向周围组织扩张,以外生性出芽生殖不断产生新囊泡。人体感染时,囊泡内常无原头蚴。

【复习题】

一、名词解释

1. hydatid sand
2. 继发性棘球蚴病
3. 不育囊

二、填空题

1. 华支睾吸虫又称__________,成虫寄生于人体__________。其第一中间宿主主要是__________,第二中间宿主是__________、__________。

2. 肝吸虫的 infective stage 为__________,病变主要发生于__________,治疗的首选药物为__________。

3. 肝片吸虫主要寄生于__________、__________等草食类家畜,偶可寄生于人体__________。其成虫和虫卵的形态特征与__________吸虫相似。

4. 肝片吸虫引起的损害主要是由于__________和__________期所致。

5. 细粒棘球绦虫棘球蚴囊壁分为两层,外层为__________,内层为__________。

6. 细粒棘球绦虫棘球蚴砂由__________、__________、__________等组成。

7. 细粒棘球绦虫成虫寄生于__________类动物犬的体内，幼虫可寄生于__________和__________类动物的体内。

8. 人是细粒棘球绦虫的__________宿主，犬、狼等食肉动物是其__________宿主。

9. 细粒棘球绦虫幼虫寄生于人体引起__________病，多房棘球绦虫幼虫寄生于人体引起__________病。

三、选择题

1. 华支睾吸虫成虫外观一般呈(　　)。
A. 线形　　B. 鸡肝状
C. 椭圆形　　D. 葵花子仁状
E. 黄豆状

2. 有关华支睾吸虫卵描述错误的是(　　)。
A. 虫卵很小，芝麻状　　B. 有卵盖
C. 内含卵细胞和卵黄细胞　　D. 卵盖两侧有肩峰
E. 卵盖相对的一端有疣状突起

3. *Clonorchis sinensis* 主要寄生在人体的(　　)。
A. 肺部　　B. 肝胆管
C. 肠系膜静脉　　D. 小肠
E. 脑部

4. 从患者粪便中能查获华支睾吸虫的(　　)。
A. 囊蚴　　B. 尾蚴
C. 虫卵　　D. 毛蚴
E. 胞蚴

5. 人感染华支睾吸虫的途径为(　　)。
A. 尾蚴经皮肤感染　　B. 囊蚴经口感染
C. 尾蚴经口感染　　D. 囊蚴经皮肤感染
E. 毛蚴经皮肤感染

6. 华支睾吸虫的第二中间宿主为(　　)。
A. 赤豆螺　　B. 猪
C. 麦穗鱼　　D. 钉螺
E. 纹沼螺

7. 华支睾吸虫病的传染源可以是(　　)。
A. 淡水鱼　　B. 淡水蟹
C. 淡水螺　　D. 带虫者
E. 淡水虾

8. 华支睾吸虫能引起人的(　　)。
A. 胆管炎、胆囊炎　　B. 肺部囊肿

C. 小肠黏膜溃疡　　D. 肠壁纤维化
E. 过敏性皮炎

9. 华支睾吸虫病的病原学诊断方法有(　　)。
A. 厚血膜法　　B. 间接血凝试验
C. 痰液涂片检查　　D. 改良加藤厚涂片法
E. 肛门拭子法

10. 预防华支睾吸虫病的有效方法有(　　)。
A. 不食生鱼　　B. 不接触疫水
C. 饭前洗手　　D. 消灭蚊子
E. 不食生的水生植物

11. 能致肝硬化的寄生虫是(　　)。
A. 布氏姜片吸虫　　B. 卫氏并殖吸虫
C. 猪带绦虫　　D. 华支睾吸虫
E. 斯氏并殖吸虫

12. 细粒棘球绦虫成虫寄生于(　　)。
A. 牛　　B. 猪
C. 羊　　D. 犬
E. 人

13. 棘球蚴在人体最常见的寄生部位是(　　)。
A. 肺　　B. 肝
C. 腹腔　　D. 胸腔
E. 盆腔

14. *Echinococcus granulosus* 对人的感染阶段是(　　)。
A. 成虫　　B. 虫卵
C. 六钩蚴　　D. 棘球蚴
E. 囊尾蚴

15. 多房棘球绦虫感染阶段是(　　)。
A. 成虫　　B. 虫卵
C. 六钩蚴　　D. 多房棘球蚴
E. 棘球蚴

四、问答题

1. 简述华支睾吸虫的致病机制。
2. 简述华支睾吸虫病的流行环节。
3. 简述细粒棘球绦虫棘球蚴对人体的危害。

【参考答案】

一、名词解释

1. hydatid sand:棘球蚴砂,细粒棘球绦虫棘球蚴内的原头蚴、生发囊和子囊从囊壁的生发层上脱落下来,悬浮在囊液中,统称为棘球蚴砂,又称囊砂。

2. 继发性棘球蚴病:寄生于人体的细粒棘球绦虫棘球蚴可因外力作用破裂或自行破裂,囊内容物外溢,释放出的原头蚴、生发囊、子囊在周围组织器官内或随血流至远处组织内发育形成新的棘球蚴,引起的棘球蚴病称为继发性棘球蚴病。

3. 不育囊:细粒棘球绦虫的幼虫棘球蚴在宿主体内寄生发育,有的棘球蚴囊内无原头蚴、生发囊等结构,称为不育囊。

二、填空题

1. 肝吸虫,肝胆管,淡水螺,淡水鱼、淡水虾。
2. 囊蚴,次级胆管,吡喹酮。
3. 牛、羊,肝胆管,姜片。
4. 童虫、成虫。
5. 角皮层,生发层(胚层)。
6. 子囊、生发囊、原头节。
7. 肉食,人、草食。
8. 中间,终。
9. 棘球蚴,泡球蚴。

三、选择题

1. D　2. C　3. B　4. C　5. B　6. C　7. D　8. A　9. D　10. A
11. D　12. D　13. B　14. B　15. B

四、问答题

1. 华支睾吸虫的致病机制:成虫寄生在人的肝胆管内,在虫体的机械性刺激和代谢产物的共同作用下,胆管内壁上皮细胞发生脱落、增生,管壁变厚,管腔变窄,加上虫体的阻塞,引起胆汁淤积,发生阻塞性黄疸;虫体还能引起炎症反应,导致胆管炎、胆囊炎;死虫体、虫卵可成为结石的核心而形成胆结石;长期感染可引起肝硬化,也可诱发肝癌。

2. 华支睾吸虫病的流行环节:① 传染源存在,即能排出虫卵的患者、感染者、受感染的家畜或野生动物等;② 第一中间宿主淡水螺和第二中间宿主淡水鱼或淡水虾生活在同一水域,人和动物的粪便下水;③ 人们有生食或半生食淡水鱼虾的习惯,或误食被活囊蚴污染的食物等;④ 人群以及猫狗等对肝吸虫普遍易感。

3. 棘球蚴在人体寄生,其危害的严重程度取决于棘球蚴的体积、数量、寄生时间和部位。因棘球蚴生长缓慢,往往在感染后 5 ~ 20 年才出现症状。原发的棘球蚴多为单个,继发感染常为多发,可同时累及数个器官。棘球蚴在人体最多见的寄生部位是肝,多在右叶,其次为肺和腹腔。其危害主要有:① 机械损害,由于棘球蚴不断生长,压迫周围组织器官,引起组织细胞萎缩、坏死。患者可有局部压迫和刺激症状,如寄生在肝可有肝区疼痛,压迫门静脉可致腹水,压迫胆管可致阻塞性黄疸、胆囊炎等;在肺部寄生可引起干咳、咯血、呼吸急促、胸痛等;在脑部寄生可出现颅内压增高症状。② 毒性和过敏反应,如食欲减退、消瘦、发育障碍、荨麻疹和血管神经性水肿。若棘球蚴液大量渗出或溢出可引起严重的过敏反应,甚至过敏性休克,引起死亡。③ 继发性感染,体内寄生的棘球蚴逐渐增大,可因外力作用或自行破裂,囊内含物中的原头蚴、生发囊、子囊会在周围组织器官发育为新的棘球蚴。

(陈金铃　段义农)

实验五　脉管系统寄生线虫和吸虫

【引言】

脉管系统寄生线虫和吸虫有班氏吴策线虫（班氏丝虫）、马来布鲁线虫（马来丝虫）和日本血吸虫等。

【实验目的】

掌握班氏丝虫和马来丝虫微丝蚴的形态特征，日本血吸虫成虫、虫卵和尾蚴的形态特征。熟悉班氏丝虫与马来丝虫成虫的形态特征，日本血吸虫毛蚴、母胞蚴、子胞蚴以及中间宿主钉螺的形态特点。了解丝虫的中间宿主。

【实验标本】

1. 班氏丝虫和马来丝虫成虫大体标本，微丝蚴活体标本，两种丝虫微丝蚴染色标本，病理标本或患者照片，库蚊针插标本。

2. 日本血吸虫成虫大体、玻片标本，虫卵玻片标本，肠黏膜活组织虫卵玻片标本，毛蚴玻片标本，胞蚴玻片标本，尾蚴玻片标本，钉螺干制标本，病理标本或患者照片。

【实验内容】

一、班氏吴策线虫（班氏丝虫）与马来布鲁线虫（马来丝虫）

1. 丝虫成虫大体标本（肉眼观察）

虫体细长成丝状，乳白色，体表光滑，雌虫较长，尾端不弯曲，雄虫较短，尾端向腹面卷曲2～3圈。

2. 丝虫微丝蚴活体标本（低倍镜观察）

取人工感染马来丝虫的长爪沙鼠（或感染犬丝虫的犬）的血1滴，再滴加1滴生理盐水稀释，在低倍镜下观察微丝蚴的活动情况。

3. 丝虫未染色微丝蚴玻片标本（低倍镜及高倍镜观察）

微丝蚴细长丝状，无色透明，折光性强，前端钝圆，后端尖细。应注意与棉花纤维及其他杂物相区别，棉花纤维粗细不等折光性不均匀，两端尖削有棱角，内呈网状结构。

4. 两种丝虫微丝蚴染色玻片标本(低倍镜及高倍镜观察)

低倍镜下,见白细胞呈小点状,微丝蚴为细小弯曲的线状。高倍镜可见微丝蚴体外有鞘膜(也有的鞘膜脱落),体内有点状体核。通过头间隙的大小、体态的变化、体核的分布与密度以及有无尾核等来鉴别两种微丝蚴(表5-1,图5-1)。

表5-1 班氏微丝蚴和马来微丝蚴鉴别要点

	班氏微丝蚴	马来微丝蚴
大小	略大	略小
体态	柔和,弯曲较大而自然	僵硬,大弯中带有小弯
头间隙	较短,长宽相等,或长为宽的1/2	较长,长约为宽的2倍
体核	圆形或椭圆形,大小均匀,排列疏松、相互分开,清晰可数	卵圆形,排列紧密,常相互重叠,不易分辨
尾核	无	有2个,前后排列,尾核处膨大

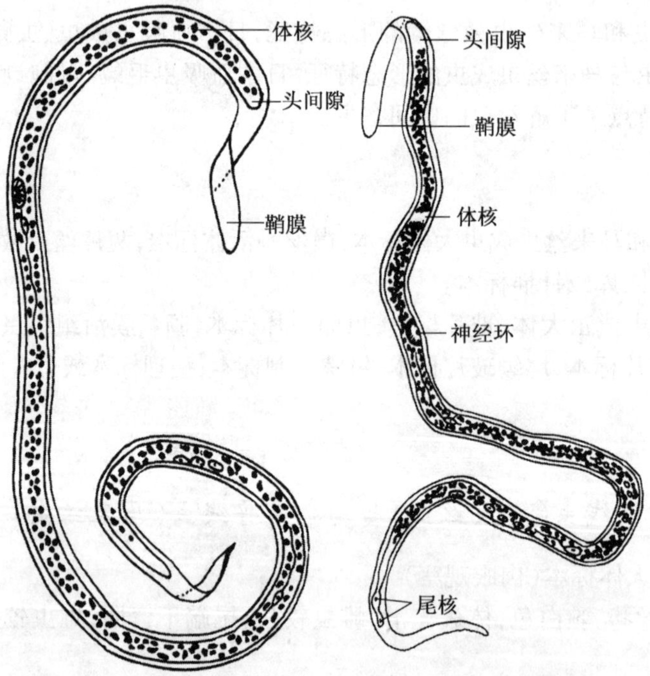

图5-1 班氏丝虫与马来丝虫微丝蚴

5. 丝虫丝状蚴在蚊口器内玻片标本或照片(肉眼观察)

可见丝状蚴自蚊下唇逸出,经吸血伤口或正常皮肤侵入人体。

6. 丝虫病理标本或患者照片(肉眼观察)

(1) 乳糜尿瓶装标本,(2) 下肢象皮肿患者照片,(3) 阴囊象皮肿患者照片。

7. 库蚊针插标本(放大镜观察)

淡色库蚊和致倦库蚊等。

二、日本血吸虫

1. 日本血吸虫成虫大体标本(肉眼观察)

虫体圆柱形,雄虫乳白色,虫体略向腹面弯曲;雌虫灰褐色,较雄虫细长,尤以虫体前半部更为纤细,一般雌雄成虫常呈合抱状态。

2. 日本血吸虫成虫染色玻片标本(低倍镜观察)

雄虫:大小为(12～20)mm×(0.50～0.55)mm,口吸盘较小,在虫体最前端,腹吸盘较大,在离口吸盘不远的腹面,突出呈杯状。自腹吸盘以下,虫体两侧增宽并向腹面卷折形成抱雌沟,直至尾端。睾丸通常7个,椭圆形,串珠状排列,位于腹吸盘后方背侧。口开口于口吸盘中,无咽,下连一较短的食管,其周围有食管腺,肠管先分为2支,在体后部再汇合成为1支盲管。

雌虫:大小为(20～25)mm×(0.1～0.3)mm,虫体前端的口、腹吸盘较小而不明显。虫体中部略后处有一染色深呈椭圆形的卵巢,从其后方通出一根输卵管向前与卵黄管相通进入卵模,再向前即为子宫,内含50～100个虫卵,卵黄腺布满虫体后部。消化系统与雄虫同(图5-2)。

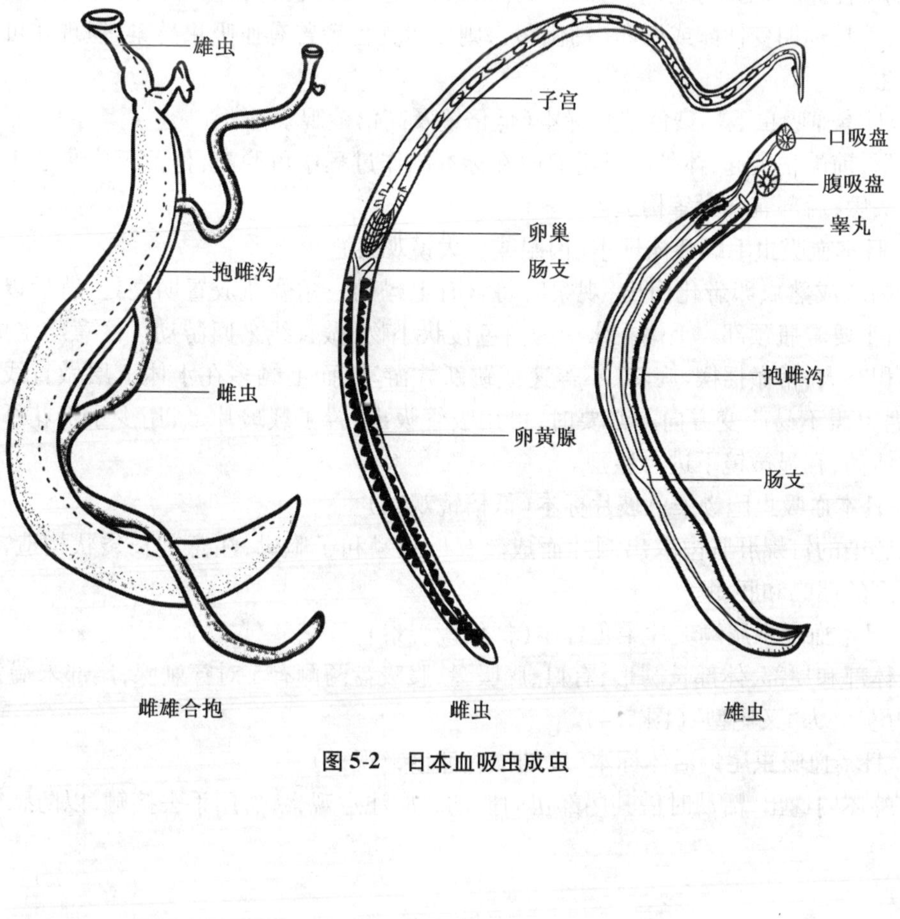

图5-2　日本血吸虫成虫

3．日本血吸虫卵玻片标本（低倍镜及高倍镜观察）

虫卵宽椭圆形，大小约为（70～106）μm×（50～80）μm，淡黄色，壳薄无卵盖，一端旁侧有一小棘（侧刺），但常因虫卵的位置或被卵壳上的黏附物遮盖而不易见到，成熟虫卵内含有毛蚴（图 5-3）。有时可见未成熟的日本血吸虫卵，应注意鉴别。未成熟虫卵比成熟虫卵小、狭长、颜色黄，内含物为卵细胞和卵黄细胞。

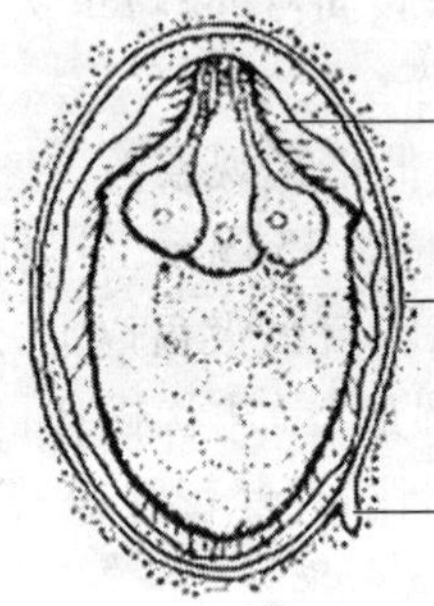

图 5-3　日本血吸虫卵

4．肠黏膜活组织日本血吸虫卵玻片标本（低倍镜及高倍镜观察）

从病变部位钳取米粒大小的肠黏膜 1 块，水洗后置 2 张载玻片间，做压片检查。注意活卵、近期变性卵和死卵的鉴别。如有活卵或近期变性卵，表明受检者体内有日本血吸虫成虫寄生；若是远期变性卵或死卵（钙化卵），则提示受检者曾有血吸虫感染，但现在可能已无成虫寄生。

5．日本血吸虫毛蚴染色玻片标本（低倍镜及高倍镜观察）

梨形，前端稍突起，体外的纤毛有时在标本制作过程中可脱离，体前部中央有 1 个顶腺及 1 对头腺，后部有胚囊等构造。

6．日本血吸虫毛蚴活体标本（肉眼或放大镜观察）

毛蚴从成熟虫卵孵化而出，观察时将含有毛蚴的三角烧瓶放置明亮处，背后以深色物作背景，主要看瓶颈部。毛蚴在水中为白色梭状小物，做直线来回游动。注意与水虫鉴别，水虫体积略大，常做摇摆、旋转、不等速或跳跃式游动，而毛蚴多在水体上层做直线匀速游动，不遇阻碍不易改变方向。必要时，可用吸管吸出，置于载玻片上，用少量棉花纤维限制毛蚴的活动，在显微镜下进行鉴别。

7．日本血吸虫胞蚴染色玻片标本（低倍镜观察）

从感染的钉螺肝脏内取出制片而成。有母胞蚴和子胞蚴，注意其长袋状构造，内含不同成熟度的尾蚴和胚团。

8．日本血吸虫尾蚴玻片染色标本（低倍镜观察）

分体部和尾部，体部长圆形，有口、腹吸盘，腹吸盘两侧有 5 对穿刺腺，尾部末端分叉，分尾干和尾叉，为“叉尾型”（图 5-4）。

9．日本血吸虫尾蚴活体标本（解剖镜或低倍镜观察）

钉螺体内逸出，活动时借其尾部扭曲摆动。应注意观察，勿用手去接触，以防感染。

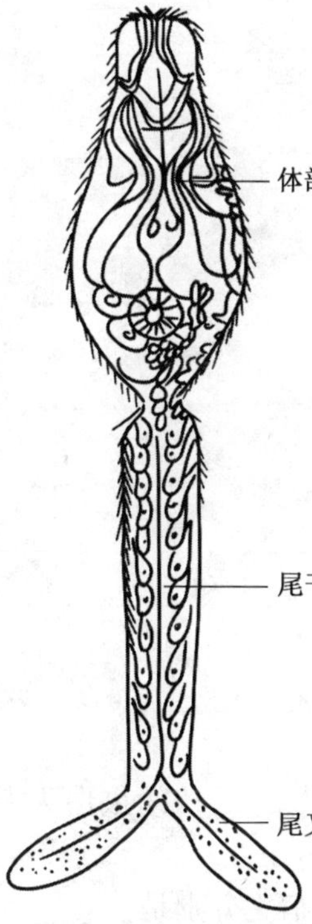

图 5-4　日本血吸虫尾蚴

10. 日本血吸虫中间宿主钉螺干制标本(肉眼观察)

长约 7 ~ 10 mm,螺壳塔形,具 6 ~ 9 个螺层,为右旋螺,有厣。山区型螺壳光滑,为光壳钉螺,平原型粗糙(有脊),为肋壳钉螺,褐色深浅不一。注意与钉螺相似的某些螺类,如莱螺(细钻螺)、烟管螺(吸赢螺)和海蛳(方格短沟蜷)相区别。

11. 日本血吸虫病理标本或患者照片(肉眼观察)

(1) 成虫寄生的肠系膜:合抱成虫在肠系膜静脉寄生,部分黑色的雌虫深入肠壁血管。

(2) 沉着虫卵的兔肝:满布虫卵结节,可与健康兔肝相比较,后者表面光滑无病变。

(3) 患者照片。

附:曼氏血吸虫和埃及血吸虫

(1) 曼氏血吸虫卵玻片标本:比日本血吸虫卵大,长卵圆形。有侧棘,比日本血吸虫卵大而长,明显。

(2) 埃及血吸虫卵玻片标本:比日本血吸虫卵大,纺锤形。一端有小棘,常称为端棘。

【复习题】

一、名词解释

1. 尾蚴性皮炎
2. 伴随免疫
3. 夜现周期性
4. 丝虫热

二、填空题

1. 寄生于人体的丝虫有________、________、________、________、________、________、________和________，在我国流行的是________和________。

2. 马来丝虫成虫寄生于人体的________。班氏丝虫除寄生于________外，多寄生于________。

3. 丝虫雌虫产的幼虫称________，该幼虫白天滞留在________，夜间则出现在________，这种现象称________。

4. 班氏丝虫和马来丝虫的中间宿主分别是________和________。

5. 丝虫对人体的致病作用主要是________引起的，丝虫的慢性阻塞性病变有________、________、________。

6. 丝虫病的诊断必须在________时候进行，因为微丝蚴有________。

7. 人是班氏丝虫唯一的________宿主。马来丝虫除寄生人体外，还可寄生于多种________动物体内。

8. *Wuchereria bancrofti* 微丝蚴体态________，头间隙长宽比约为________，体核________、________、________，________尾核。

9. *Brugia malayi* 微丝蚴体态________，头间隙长宽比约为________，体核________、________、________、________，________尾核。

10. 丝虫病的传染源主要是血中有________的________及________。

11. 人体寄生的血吸虫主要有三种，它们是________、________和________。

12. 血吸虫的生活史阶段包括________、________、________、________、________、________和________，雌虫产卵于________。

13. 日本血吸虫生活史各阶段的形态结构不同于其他吸虫者主要为卵________，尾蚴________，成虫雌雄________，雄虫睾丸________个，呈________状。

14. 日本血吸虫雌虫在肠系膜静脉产出的卵主要沉积于________及________，部分可从________排出体外，少数随________沉积在门静脉系统以外的组织或器官。

15. 日本血吸虫病的病原学诊断方法常用________法，在适宜条件下，毛蚴最快于________小时就可孵出。

16. 晚期血吸虫病可分为________、________、________和________。主要并发症有________。

17. 在水稻种植地区的人可出现稻田皮炎，主要是________类和________类等动物的血吸虫尾蚴引起的________。

三、选择题

1. 日本血吸虫的中间宿主是（　　）。
   A. 淡水蟹　B. 豆螺
   C. 淡水鱼、虾　D. 钉螺
   E. 川卷螺
2. *Schistosoma japonicum* 的感染方式是（　　）。
   A. 接触疫水　B. 生食淡水鱼、虾
   C. 食未熟的肉　D. 食生蟹
   E. 生食水生植物
3. 日本血吸虫的保虫宿主是（　　）。
   A. 钉螺　B. 带虫者
   C. 牛、猪、犬等　D. 鸡、鸭等禽类
   E. 蛙
4. 经皮肤感染的寄生虫是（　　）。
   A. 华支睾吸虫　B. 卫氏并殖吸虫
   C. 日本血吸虫　D. 布氏姜片虫
   E. 似蚓蛔线虫
5. 日本血吸虫卵沉积的主要部位是（　　）。
   A. 肠系膜静脉　B. 小肠肠壁
   C. 脾脏　D. 肝脏和结肠壁
   E. 胃壁
6. 日本血吸虫主要的致病阶段是（　　）。
   A. 尾蚴　B. 毛蚴
   C. 虫卵　D. 成虫
   E. 童虫
7. 丝虫的感染阶段是（　　）。
   A. 微丝蚴　B. 杆状蚴
   C. 尾蚴　D. 丝状蚴
   E. 腊肠期幼虫
8. 丝虫的主要感染方式为（　　）。
   A. 经口　B. 输血
   C. 经胎盘　D. 媒介昆虫叮咬
   E. 直接接触

9. 下列线虫生活史过程中需要中间宿主的是(　　)。

A. 蛔虫　　B. 鞭虫

C. 蛲虫　　D. 钩虫

E. 丝虫

四、问答题

1. 简述血吸虫虫卵肉芽肿形成的机制。

2. 日本血吸虫成虫寄生于肠系膜静脉中,为什么在患者粪便中可查到虫卵?

3. 诊断日本血吸虫病的病原检测方法有哪些?其中哪些是诊断日本血吸虫病特有的且又能大规模应用的方法?

4. 为什么血吸虫病仅流行于长江流域及其以南的地区?

5. 请列出四种常见的人兽共患吸虫病,这些吸虫的保虫宿主各是什么?

6. 简述班氏吴策线虫和马来布鲁线虫对人体危害的异同点。

7. 简述丝虫象皮肿形成的机制。

【参考答案】

一、名词解释

1. 尾蚴性皮炎:血吸虫尾蚴侵入宿主皮肤引起的皮肤炎症反应,称为尾蚴性皮炎。局部出现丘疹和瘙痒,重者伴全身水肿。病理变化为局部毛细血管扩张充血,中性粒细胞和单核细胞浸润。其发生机制属于速发型(Ⅰ型)和迟发型(Ⅳ型)超敏反应。

2. 伴随免疫:寄生虫的蠕虫寄生于宿主,其活成虫诱导机体产生获得性免疫,对再感染时入侵的童虫有一定的免疫力(即抗再感染),但对体内原发感染的成虫不起杀伤作用,可继续存活,这种原发感染继续存在,而对再感染具有一定免疫力的现象称为伴随免疫。常见于日本血吸虫。伴随免疫属于非消除性免疫。

3. 夜现周期性:丝虫成虫寄生于淋巴系统直接产微丝蚴,微丝蚴在人的外周血液中周期性出现,白天滞留于肺微血管内,夜晚则出现在外周血液中,微丝蚴在外周血液中的昼少夜多现象称为微丝蚴的夜现周期性。两种丝虫的微丝蚴在外周血中出现的时间略有不同:班氏吴策线虫微丝蚴为晚10点至次晨2点,马来布鲁线虫微丝蚴为晚8点至次晨4点。

4. 丝虫热:丝虫感染引起急性淋巴管炎、淋巴结炎的同时,多伴有突然发热、寒战、全身不适、头痛、乏力、四肢酸痛和食欲不振等全身症状,称为丝虫热。

二、填空题

1. 班氏丝虫、马来丝虫、帝汶丝虫、罗阿丝虫、盘尾丝虫、链尾丝虫、常现丝虫、奥氏丝虫,班氏丝虫、马来丝虫。

2. 上、下肢浅表淋巴系统(以下肢多见),浅表淋巴系统,深部淋巴系统(主要见于下肢、阴囊、精索、腹股沟、腹腔、盆腔、肾盂等处)。

3. 微丝蚴,肺部毛细血管,外周血液中,夜现周期性。

4. 淡色库蚊及致倦库蚊,中华按蚊及嗜人按蚊。

5. 成虫,象皮肿、睾丸鞘膜积液、乳糜尿。

6. 夜晚,夜现周期性。

7. 终,脊椎。

8. 柔和,1∶1 或 1∶2,大小一致、分布均匀、清晰可数,无。

9. 僵直,2∶1,大小不等、分布不均、互相重叠、不易分清,有 2 个。

10. 微丝蚴,患者、带虫者。

11. 日本血吸虫、曼氏血吸虫、埃及血吸虫。

12. 成虫、虫卵、毛蚴、母胞蚴、子胞蚴、尾蚴、童虫,肠黏膜下层静脉末梢内。

13. 无卵盖,叉尾型,异体,7,串珠。

14. 结肠、肝脏,肠腔,血循环。

15. 毛蚴孵化法,4。

16. 巨脾型、腹水型、结肠增殖型、侏儒型,门脉高压症候群。

17. 鸟、哺乳,尾蚴性皮炎。

三、选择题

1. D　2. A　3. C　4. C　5. D　6. C　7. D　8. D　9. E

四、问答题

1. 血吸虫虫卵肉芽肿的形成与虫卵的发育过程密切相关。虫卵尚未成熟时,其周围的宿主组织无反应或反应极轻。当卵内毛蚴成熟后,其分泌的可溶性虫卵抗原(SEA),释放到虫卵周围的组织中,被巨噬细胞吞噬、处理,致敏 T 细胞,当再次遇到相同抗原后,刺激致敏的 T 细胞产生各种淋巴因子,吸引巨噬细胞、嗜酸性粒细胞、成纤维细胞、淋巴细胞等聚集在虫卵周围,形成肉芽肿。

2. 日本血吸虫成虫寄生于宿主的肠系膜静脉,产卵于肠黏膜下层的小静脉末梢,虫卵沉积于肠壁小血管中。成熟虫卵内毛蚴分泌物(SEA)能透过卵壳,破坏血管壁,引起周围组织炎症和超敏反应,导致组织坏死;同时肠的蠕动、腹内压增加,致使坏死组织向肠腔溃破,虫卵便随溃破组织落入肠腔,随粪便排出体外。

3. 常用的方法有:① 粪便直接涂片法,简便易行,但检出率低,主要用于急性血吸虫病;② 水洗沉淀法,可提高检出率;③ 毛蚴孵化法,常与水洗沉淀法联合应用,检出率较高;④ 定量透明法,可进行虫卵记数、疗效考核;⑤ 直肠黏膜活体组织检查,适于慢性及晚期患者。由于肠壁组织纤维化、虫卵随粪便排出的机会减少,粪中难以查见虫卵。

其中毛蚴孵化法是诊断血吸虫病特有的、适于大规模应用的方法。血吸虫卵内毛蚴在条件适宜的水中可迅速逸出,并集中于水体表层,在水中做活跃的直线运动,便于观察。其他几种吸虫不能用此法,因为肝吸虫卵入水后不直接逸出毛蚴,而需被豆螺等淡水螺吞食后，在螺体内孵出；肺吸虫和姜片虫虫卵入水后需经数周才能发育成毛蚴，故毛蚴孵化法不宜作为诊断的方法。

4. 日本血吸虫必须有中间宿主——钉螺才能完成其生活史。钉螺的孳生需要一定的地理环境和自然条件。长江流域及以南地区有广泛的水流缓慢、杂草丛生的湖沼、水网和山区丘陵，又有适宜的气温，钉螺易孳生，故血吸虫病可以在这些地区传播。

5. 常见的人兽共患吸虫病有日本血吸虫病、华支睾吸虫病、卫氏并殖吸虫病和布氏姜片吸虫病。日本血吸虫的保虫宿主有水牛、猪、犬、羊、猫、鼠等；华支睾吸虫的保虫宿主有猫、犬、猪等；卫氏并殖吸虫的保虫宿主有犬、猫、虎、狼、豹等；布氏姜片吸虫的保虫宿主是猪等。

6. 马来布鲁线虫主要寄生于人体的上、下肢浅部淋巴系统；班氏吴策线虫除寄生于上、下肢浅部淋巴系统外，多寄生于深部淋巴系统。两者的致病机制既有相同处，又有不同之处。相同点为：① 两者均可引起急性期淋巴管炎、淋巴结炎和丹毒样皮炎；② 两者均可引起上、下肢象皮肿。不同点为：班氏吴策线虫可引起精索炎、睾丸炎、附睾炎、阴囊象皮肿、睾丸鞘膜积液和乳糜尿等症状，而马来布鲁线虫感染者却没有这些症状。

7. 丝虫感染急性期炎症反复发作，淋巴管内皮细胞增生，管壁增厚，局部可出现增生性肉芽肿。此反应不断进行，可引起淋巴管壁显著增厚，管腔狭窄，导致淋巴管部分或完全阻塞。如阻塞发生在浅表淋巴结、淋巴管，阻塞部位以下淋巴管内压增高，导致淋巴管曲张甚至破裂，淋巴液外流。因淋巴液中蛋白质含量高，可刺激局部纤维组织增生，导致局部皮肤和皮下组织增厚、变粗、变硬而形成象皮肿。象皮肿形成后，局部血液循环障碍，使病变处皮肤汗腺、毛囊及皮脂腺功能障碍，容易继发细菌感染，导致局部炎症或慢性溃疡以及纤维组织增生，从而加重象皮肿。

（王建新　段义农）

实验六 脉管系统寄生原虫

【引言】

脉管系统寄生原虫主要包括杜氏利什曼原虫及疟原虫,我国主要的疟原虫虫种有间日疟原虫和恶性疟原虫。

【实验目的】

掌握杜氏利什曼原虫前鞭毛体和无鞭毛体的形态特征、间日疟原虫和恶性疟原虫红细胞内期各期形态特征。了解杜氏利什曼原虫昆虫宿主白蛉、间日疟原虫和恶性疟原虫生活史其他时期的形态特点和传病蚊种。

【实验标本】

1. 杜氏利什曼原虫无鞭毛体、前鞭毛体玻片标本、白蛉针插标本。

2. 间日疟原虫薄血膜玻片标本、恶性疟原虫薄血膜玻片标本、按蚊针插标本、疟原虫卵囊玻片标本、疟原虫子孢子玻片标本。

【实验内容】

一、杜氏利什曼原虫

1. 杜氏利什曼原虫无鞭毛体染色玻片标本(油镜观察)

虫体椭圆或圆形,位于单核吞噬细胞(巨噬细胞)内,胞核被挤向一侧。有时细胞破裂,可见大量虫体散在细胞外,附近可见一近似椭圆形的巨噬细胞核。虫体细小,大小为(2.9～5.7)μm×(1.8～4.0)μm。核紫红色,大而圆,常靠近胞膜,动基体小杆状,位于核旁(图6-1)。基体和根丝体由于小常不能清晰可见。

2. 杜氏利什曼原虫前鞭毛体染色玻片标本(油镜观察)

虫体呈梭形,前端钝圆,后端尖细,细胞核圆形,紫红色,位于体中部。动基体杆状,紫红色,近体前端有一点状的基体,并由此发出1根前鞭毛向前游离,其长度与体长相当(图6-1)。在培养基内,有时可见多个前鞭毛体聚集在一起,呈菊花状排列,或相互交织成网状。

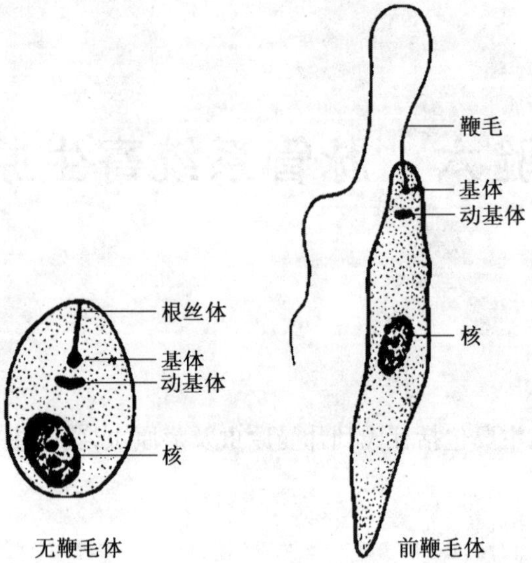

图 6-1　杜氏利什曼原虫

3. 白蛉针插标本(放大镜观察)

中华白蛉等。

二、疟原虫

我国人体寄生的疟原虫有间日疟原虫和恶性疟原虫,其红细胞内期形态有明显区别(表 6-1,图 6-2)。

1. 间日疟原虫薄血膜染色玻片标本(油镜观察)

虫体胞质淡蓝色,胞核红色,自大滋养体阶段开始,各期疟原虫寄生的红细胞胀大,故淡染,呈浅红色,并有细小点状的粉红色薛氏小点。虫体细胞质内的疟色素呈棕黄色。

(1) 小滋养体(环状体):被寄生的红细胞大小正常。疟原虫细胞质少,环形,核点状,位于环的一端;虫体中央为一空泡,故呈戒指状,大小约为红细胞的 1/3(直径之比)。

(2) 大滋养体(晚期滋养体):由小滋养体进一步发育、长大而成。细胞质增多,呈不规则形,并有一至多个空泡,疟色素棕黄色,呈烟丝状;核 1 个,较大。

(3) 早期裂殖体(未成熟裂殖体):大滋养体发育到一定阶段,虫体即逐渐变圆,细胞内空泡消失,疟色素增多,核开始分裂(2 个以上)。

(4) 晚期裂殖体(成熟裂殖体):虫体内的核分裂至 12 ~ 24 个时,细胞质亦随之分裂,每个核均被一部分细胞质包绕,形成一定数量的圆形或椭圆形的细小裂殖子。红细胞开始破裂,虫体内疟色素集聚成块状,位于虫体的中央或一侧。

(5) 雄配子体(小配子体):虫体圆形,较正常红细胞略大些,细胞质淡蓝色,有时略红色,核 1 个,较大,核质疏松,淡红色,多位于虫体中央。疟色素均匀散在。

(6) 雌配子体(大配子体):虫体稍大,圆形,有时为不规则状,充满胀大的红细胞。胞质深蓝色或蓝色,疟色素亦均匀散在。核 1 个,较小,核质致密,深红色,常偏于虫体一侧。

表 6-1　薄血膜间日疟原虫和恶性疟原虫的形态鉴别

时期	间日疟原虫	恶性疟原虫
环状体（早期滋养体）	胞质淡蓝色，环较大，为被寄生红细胞直径的 1/3；1 个核，偶有 2 个，红色，胞质淡蓝色；1 个红细胞内仅寄生 1 个疟原虫，偶有 2 个	环细小，约为被寄生红细胞直径的 1/5；1 ~ 2 个核；在 1 个红细胞内常有数个疟原虫，虫体常位于红细胞边缘
大滋养体（晚期滋养体）	虫体渐增大，胞质增多，形状不规则，有伪足伸出，胞质中有空泡；疟色素棕黄色、丝状，分散在胞质内	卵圆形，胞质深蓝色，无空泡；疟色素黑褐色、集中；本期多集中于内脏毛细血管内，不出现在外周血中
未成熟裂殖体	核开始分裂，胞质随着核的分裂逐渐呈现圆形，空泡消失；疟色素开始集中	虫体仍似大滋养体，但核开始分裂，疟色素集中；外周血不易见到
成熟裂殖体	虫体充满红细胞，含裂殖子 12 ~ 24 个，排列不规则，疟色素集中成堆	外周血不易见到；含裂殖子 8 ~ 36 个；排列不规则，疟色素集中成团
雌配子体	圆形、卵圆形，占满胀大的红细胞，胞质深蓝，1 个核，色深红，较致密偏于一侧，疟色素散于胞质	新月形，胞质蓝色，核致密，深红色，位于中央；疟色素黑褐色分布在核周围
雄配子体	圆形，胞质浅蓝色，1 个核，核大淡红色，较疏松，位于中央；疟色素分散于胞质中	腊肠形，胞质淡蓝色，核疏松，淡红色位于中央；疟色素在核周围
被寄生红细胞的变化	除环状体外，各期均胀大，色变淡，有鲜红细小的薛氏小点	正常或略小，常见稀疏粗大深红色的茂氏小点

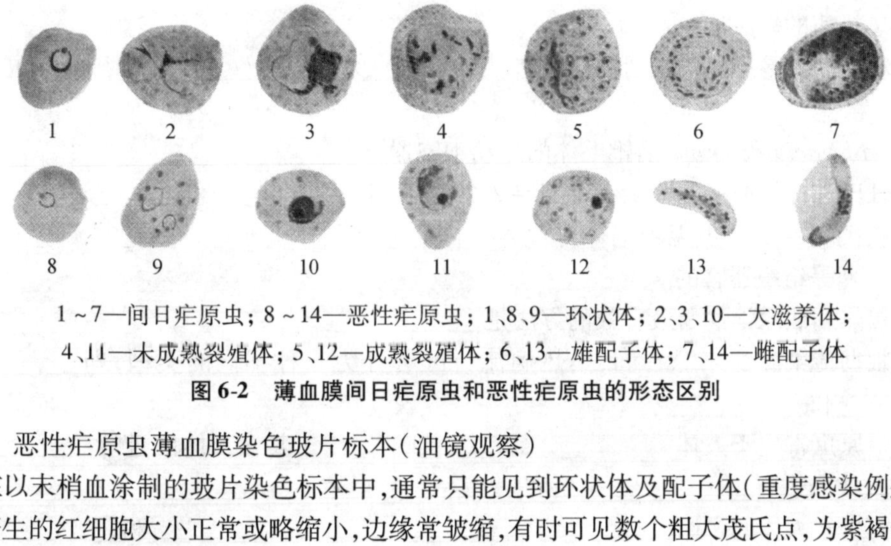

1 ~ 7—间日疟原虫；8 ~ 14—恶性疟原虫；1、8、9—环状体；2、3、10—大滋养体；
4、11—未成熟裂殖体；5、12—成熟裂殖体；6、13—雄配子体；7、14—雌配子体

图 6-2　薄血膜间日疟原虫和恶性疟原虫的形态区别

2. 恶性疟原虫薄血膜染色玻片标本（油镜观察）

在以末梢血涂制的玻片染色标本中，通常只能见到环状体及配子体（重度感染例外）。疟原虫寄生的红细胞大小正常或略缩小，边缘常皱缩，有时可见数个粗大茂氏点，为紫褐色。

（1）小滋养体（环状体）：胞质少，呈环状，较纤细，直径约为红细胞的 1/5，核 1 ~ 2 个，细小，点状，在 1 个红细胞内常同时寄生 2 至多个环状体，有时还可见边缘型环状体。

（2）配子体：被寄生的红细胞随虫体的伸长受牵拉而不见，或仅能见到一小部分附于弯曲的配子体凹面部分。雄配子体两端钝圆，呈腊肠形，有时甚粗。胞质淡蓝而略带红色，核较大，核质疏松，呈淡红色，位于虫体中央，疟色素棕黄色，呈短杆状，核周较多。雌配子

体两端较尖，呈新月状。胞质蓝色，核小而致密，深红色，位于虫体中央。疟色素褐色，多绕于核的周围。

3. 按蚊针插标本(放大镜观察)

中华按蚊和微小按蚊等。

4. 疟原虫卵囊染色玻片标本(油镜观察)

呈球形，内含成千上万个子孢子。在雌按蚊胃壁外弹性纤维膜下发育成熟，在1个蚊胃壁上可见多个卵囊。

5. 疟原虫子孢子染色玻片标本(油镜观察)

梭状或新月形，抑或呈镰刀形，大小约10～15 μm。吉姆萨或瑞氏染色后，细胞质淡蓝色，核1个，点状，红色，位于虫体中央。

【复习题】

一、名词解释

1. 疟疾发作
2. relapse
3. recrudescence

二、填空题

1. 黑热病的病原体是__________。

2. 杜氏利什曼原虫的生活史阶段有__________和__________ 2个时期，其致病阶段是__________。

3. *Leishmania donovani* 前鞭毛体的运动细胞器是__________。

4. 杜氏利什曼原虫完成生活史需要2个宿主，即__________和__________。

5. 杜氏利什曼原虫无鞭毛体可侵入人体的__________、__________、__________、__________等组织器官的__________。

6. 黑热病病原学诊断最有效的方法是__________。

7. 根据传染源的来源不同，黑热病流行区可分为三种不同的类型，即__________、__________和__________。

8. 疟原虫寄生于人体__________和__________内。其在人体内进行__________增殖，在按蚊体内进行__________生殖和__________增殖。

9. 寄生于人体的疟原虫有__________、__________、__________和__________。

10. 在恶性疟患者的血涂片中，主要可查到__________和__________ 2个阶段。

11. 我国常见的引起疟疾复发的疟原虫是__________，不引起疟疾复发的疟原虫是__________。

12. 对于疟疾患者病原学检查，厚血膜法适用于__________，薄血膜法适用于__________。

13. 疟疾的典型发作过程是周期性__________、__________、__________。疟疾发作的主要原因是__________、__________、__________等一并进入血流，刺激体温调节中枢。

14. 凶险型疟疾多见于__________，表现为__________，另外还有__________、__________和__________等临床分型。

三、选择题

1. 感染人体的疟原虫有新月形配子体的是(　　)。
   A. 恶性疟原虫　　B. 间日疟原虫
   C. 三日疟原虫　　D. 卵形疟原虫
   E. 四种人疟原虫均有
2. 人体疟原虫寄生的红细胞中常见薛氏小点的是(　　)。
   A. 恶性疟原虫　　B. 间日疟原虫
   C. 三日疟原虫　　D. 恶性疟原虫和卵形疟原虫
   E. 间日疟原虫和三日疟原虫
3. 在中国流行最广泛的疟原虫是(　　)。
   A. 恶性疟原虫　　B. 间日疟原虫
   C. 三日疟原虫　　D. 卵形疟原虫
   E. 间日疟原虫和卵形疟原虫
4. 疟原虫的感染阶段是(　　)。
   A. 裂殖体　　B. 子孢子
   C. 动合子　　D. 雌、雄配子体
   E. 卵囊
5. 既可引起复发，又可引起再燃的疟原虫有(　　)。
   A. *Plasmodium malariae* 和 *Plasmodium falciparum*
   B. *Plasmodium vivax* 和 *Plasmodium falciparum*
   C. *Plasmodium ovale* 和 *Plasmodium malariae*
   D. *Plasmodium ovale* 和 *Plasmodium falciparum*
   E. *Plasmodium vivax* 和 *Plasmodium ovale*
6. 间日疟患者外周血涂片可查见(　　)。
   A. 环状体、大滋养体、裂殖体、合子　　B. 大滋养体、配子体、合子、裂殖子
   C. 环状体、大滋养体、裂殖体、配子体　　D. 裂殖体、配子体、动合子、子孢子
   E. 环状体、大滋养体、裂殖子、卵囊
7. 下列哪种物质不是疟疾发作的致病因素(　　)。
   A. 裂殖子　　B. 红细胞
   C. 疟原虫代谢产物　　D. 变性血红蛋白
   E. 疟色素

8. 疟疾在人群之间传播是通过(　　)。
A. 雄按蚊
B. 雌库蚊
C. 雄库蚊
D. 雌按蚊
E. 所有蚊种

9. 吉姆萨或瑞氏染色时,疟原虫中染成红色部分的是(　　)。
A. 血红蛋白
B. 细胞质
C. 疟色素
D. 红细胞
E. 细胞核

10. 吉姆萨或瑞氏染色时,疟原虫中染成蓝色部分的是(　　)。
A. 细胞核
B. 红细胞
C. 细胞质
D. 血红蛋白
E. 疟色素

11. 疟原虫在人体的寄生部位是(　　)。
A. 仅在肝细胞
B. 脾细胞
C. 有核细胞
D. 仅在红细胞
E. 红细胞和肝细胞

12. 疟原虫的主要致病阶段是(　　)。
A. 红外期裂体增殖期
B. 红内期裂体增殖期
C. 配子生殖期
D. 孢子增殖期
E. 配子体形成期

13. 疟疾病原学诊断常用的方法是(　　)。
A. 骨髓穿刺法
B. 体外培养法
C. 浓集法
D. 动物接种法
E. 厚、薄血膜法

14. 杜氏利什曼原虫无鞭毛体寄生于人体的(　　)。
A. 白细胞
B. 中性粒细胞
C. 巨噬细胞
D. 红细胞
E. 肝细胞

15. 能引起全血性贫血的原虫是(　　)。
A. 溶组织阿米巴
B. 杜氏利什曼原虫
C. 间日疟原虫
D. 贾第虫
E. 冈比亚锥虫

16. 间日疟原虫复发的根源是(　　)。
A. 肝细胞内休眠子被激活
B. 残存红内期疟原虫重新繁殖
C. 再次感染疟原虫
D. 机体免疫力下降
E. 疟原虫发生抗原变异

四、问答题

1. 杜氏利什曼原虫引起贫血的机制有哪些?
2. 疟疾引起贫血的机制有哪些?
3. 简述间日疟原虫在人体内的发育过程。
4. 为什么疟疾会出现周期性寒热发作?

【参考答案】

一、名词解释

1. 疟疾发作:是指疟原虫在红细胞内裂体增殖引起的周期性寒热发作。红内期裂殖体发育成熟后胀破红细胞,裂殖子、疟原虫的代谢产物、残余和变性的血红蛋白及红细胞碎片等一并进入血流,刺激下丘脑的体温调节中枢,产生寒战、发热、出汗退热等一系列的临床症状。

2. relapse:复发。疟疾初发后红内期疟原虫已被消灭,未经蚊媒再传播感染,但经过一定时间的潜隐期(6 个月以上),由于肝细胞内迟发型子孢子经红外期裂体增殖后,裂殖子侵入红细胞,又出现疟疾的发作,称为复发。复发与疟原虫种株的遗传特性有关,见于间日疟原虫和卵形疟原虫。

3. recrudescence:再燃。疟疾初发停止后,体内红细胞中疟原虫未被完全消灭。在没有再感染的情况下,经过一定时期(多在 2 个月之内),由于残存在红细胞内的少量疟原虫发生抗原变异,逃避宿主的免疫力,重新大量繁殖起来,引起疟疾的再次发作称为再燃。寄生人体的四种疟原虫都可以出现再燃。

二、填空题

1. 杜氏利什曼原虫。
2. 无鞭毛体(利杜体)、前鞭毛体(鞭毛体),无鞭毛体(利杜体)。
3. 鞭毛。
4. 脊椎动物(人)、白蛉。
5. 肝、脾、骨髓、淋巴结,巨噬细胞。
6. 骨髓涂片法。
7. 人源型(平原型)、犬源型(山丘型)、自然疫源型(荒漠型)。
8. 肝细胞、红细胞,裂体,配子、孢子。
9. 间日疟原虫、恶性疟原虫、三日疟原虫、卵形疟原虫。
10. 环状体、配子体。
11. 间日疟原虫,恶性疟原虫。
12. 检获虫体,鉴别虫种。
13. 寒战、高热、出汗退热,裂殖子、虫体代谢产物、红细胞碎片。

14. 恶性疟原虫,脑型疟,超高热型、厥冷型、胃肠型。

三、选择题

1. A 2. B 3. B 4. B 5. E 6. C 7. B 8. D 9. E 10. C
11. E 12. B 13. E 14. C 15. B 16. A

四、问答题

1. 杜氏利什曼原虫引起的贫血为全血性贫血,即红细胞、白细胞、血小板数量均显著降低(白细胞减少,机体抵抗力降低,患者常死于肺部细菌感染)。主要原因:① 脾功能亢进,由于脾肿大,隔离和破坏血液细胞成分,导致贫血和各类白细胞与血小板减少;② 骨髓有巨噬细胞浸润,其造血功能受影响使红细胞和白细胞生成减少;③ 免疫溶血:杜氏利什曼原虫抗原附着于红细胞膜上,其代谢产物中有1~2种抗原与人红细胞抗原相同,机体产生抗杜氏利什曼原虫抗体,与红细胞膜结合,在补体参与下引起红细胞破坏。

2. 疟疾引起贫血的机制:① 疟原虫直接破坏红细胞;② 脾功能亢进,大量吞噬感染的和正常的红细胞;③ 免疫病理机制引起的溶血;④ 骨髓中造血功能受到抑制。

3. 间日疟原虫在人体内的发育过程包括红细胞外期、红细胞内期和配子体形成3个时期。① 红细胞外期:子孢子侵入人肝细胞后进行裂体增殖,产生许多裂殖子。由于迟发型子孢子和速发型子孢子的存在,不同地理株的红细胞外期发育时间不同,速发型子孢子约需6~7天,迟发型子孢子则在6个月以上。② 红细胞内期:红外期裂殖子侵入红细胞后,进行红内期裂体增殖,经环状体、大滋养体发育为成熟裂殖体,红细胞破裂释放出裂殖子,再侵入新的红细胞继续进行裂体增殖。红内期裂体增殖周期为48小时。③ 配子体形成:疟原虫在红细胞内经过几代裂体增殖以后,部分裂殖子在红细胞内不再进行裂体增殖,而发育为雌、雄配子体。

4. 红内期成熟裂殖体胀破寄生的红细胞,裂殖子、疟原虫代谢产物、残余和变性的血红蛋白,以及红细胞碎片等一并进入血流,其中相当一部分可被巨噬细胞和多形核白细胞吞噬,刺激这些细胞产生内源性热原质,与疟原虫代谢产物共同作用于下丘脑的体温调节中枢,引起患者寒热发作。体温升高数小时后,血中的致病物质被吞噬或降解,内源性热原质不再产生,体温调节功能逐渐恢复正常,人体通过大量出汗,体温下降至正常,发作停止。在引起发作的同时,释放出的部分裂殖子迅速侵入新的红细胞,继续进行裂体增殖,经环状体、大滋养体发育为成熟的裂殖体,再次导致寄生的红细胞胀破,再出现寒热发作,如此循环形成典型的周期性发作。疟疾发作周期与疟原虫红细胞内裂体增殖所需时间一致。间日疟原虫和卵形疟原虫红细胞内裂体增殖周期为48小时,故间日疟原虫和卵形疟原虫隔日发作1次。三日疟原虫为72小时,即隔两日发作1次。恶性疟原虫为36~48小时发作1次。

(王建新 段义农)

实验七　皮肤与组织寄生虫

【引言】

皮肤与组织寄生虫包括旋毛形线虫(旋毛虫)、斯氏并殖吸虫、曼氏迭宫绦虫、刚地弓形虫(弓形虫)、疥螨、蠕形螨、蝇蛆、虱等。

【实验目的】

掌握旋毛虫幼虫囊包、弓形虫滋养体形态特征,疥螨、蠕形螨、人虱和耻阴虱成虫的形态特征及鉴别要点。熟悉旋毛虫成虫、曼氏迭宫绦虫成虫和裂头蚴、斯氏并殖吸虫成虫的形态特征。了解斯氏并殖吸虫虫卵、曼氏迭宫绦虫卵、弓形虫包囊和卵囊、疥螨和虱虫卵的形态要点,曼氏迭宫绦虫中间宿主。

【实验标本】

1. 旋毛虫成虫玻片标本、幼虫囊包玻片标本。
2. 斯氏并殖吸虫成虫玻片标本、虫卵玻片标本。
3. 曼氏迭宫绦虫成虫大体标本、成节玻片标本,裂头蚴玻片标本,虫卵玻片标本,中间宿主大体标本。
4. 弓形虫滋养体染色玻片标本、包囊玻片标本、卵囊玻片标本。
5. 疥螨成虫玻片标本、虫卵玻片标本。
6. 蠕形螨成虫玻片标本。
7. 蝇蛆大体标本、玻片标本。
8. 虱成虫(人虱和耻阴虱)玻片标本、虫卵玻片标本。

【实验内容】

一、旋毛形线虫(旋毛虫)

1. 旋毛虫成虫染色玻片标本(低倍镜观察)

虫体细小,雄虫为(1.4～1.6) mm×(0.04～0.05) mm,雌虫为(3～4) mm×0.06 mm。食道由长行单细胞组成,雌雄生殖器官均为单管型。

2. 旋毛虫幼虫囊包染色玻片标本(低倍镜观察)

幼虫囊包多见于横纹肌内。有两层囊壁,囊包和肌肉纤维平行排列,囊内有1~2条幼虫,亦可多达6~7条(图7-1)。

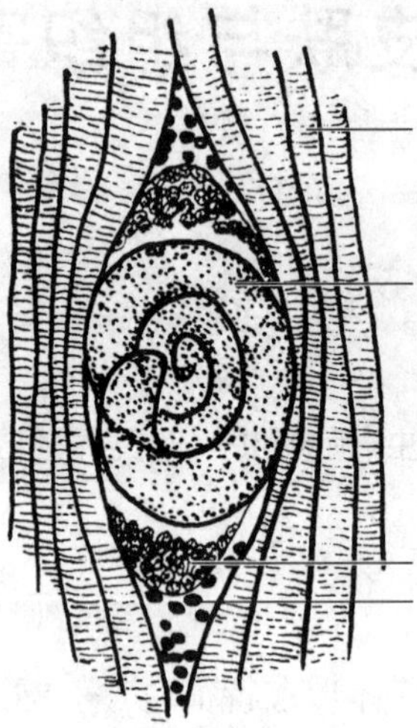

图7-1 旋毛虫幼虫囊包

二、斯氏并殖吸虫

1. 斯氏并殖吸虫成虫染色玻片标本(低倍镜观察)

虫体较卫氏并殖吸虫窄长,前宽后窄,两端较尖,大小为(3.5~6.0) mm×(11.0~18.5) mm,宽长比例为(1:2.4)~(1:3.2),最宽处在腹吸盘稍下水平。体表皮棘也以单生型为主。在童虫期已显示出虫体长明显大于体宽的特征。腹吸盘位于体前约1/3处,略大于口吸盘。卵巢位于腹吸盘的后侧方,其大小及分支情况视虫体成熟程度而定,虫龄低者,分支数较少,虫龄高者,分支数多,形如珊瑚。睾丸2个,左右并列,可分多叶,其长度占体长的1/7~1/4,有些可达1/3,位于体中、后1/3的中间部位。

2. 斯氏并殖吸虫卵玻片标本(高倍镜观察)

虫卵较卫氏并殖吸虫卵小,约(71~81) μm×(45~48) μm,椭圆形,大多数形状不对称,卵壳厚薄不均匀,虫卵的内部结构与卫氏并殖吸虫相似,内含1个卵细胞和许多卵黄细胞。

三、曼氏迭宫绦虫

1. 曼氏迭宫绦虫成虫大体标本(肉眼观察)

虫体大小为(60~100) cm×(0.5~0.6) cm,头节细小呈指状,背、腹各有一条纵行的吸槽,颈节细长,链体约1000个节片,除远端节片长宽几近相等外,其他节片均宽大于长。成节与孕节结构基本相似,每节有雌、雄生殖器官各一套。

2. 曼氏迭宫绦虫成节染色玻片标本(放大镜观察)

成节每节有雌、雄生殖器官各一套。睾丸呈小泡状。输精管曲折向前膨大成储精囊,其末端的阴茎通至节片腹面前部中央的雄性生殖孔。卵巢分2叶,输卵管远端膨大为卵模,与子宫连接。子宫位于节片中部,作螺旋状盘曲,底宽顶窄,顶部开口为子宫孔,位于雌性生殖孔之后。阴道为一细管,开口于雄性生殖孔之后,另一端膨大为受精囊,再连接于输卵管。

3. 曼氏迭宫绦虫卵玻片标本(高倍镜观察)

长椭圆形,两端稍尖,呈浅灰褐色,有卵盖,卵壳较薄,内含一个卵细胞和许多卵黄细胞(图7-2)。

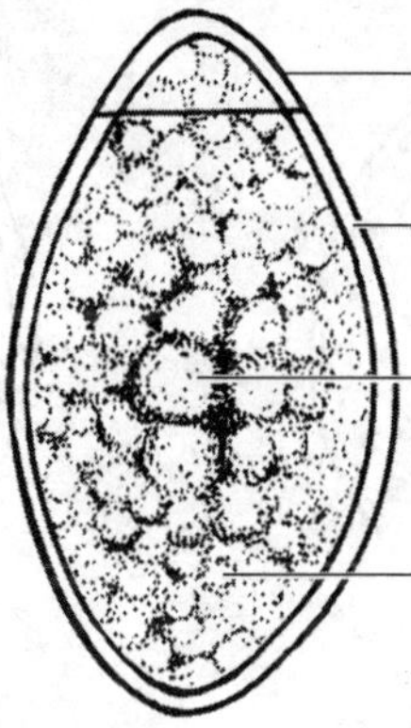

图7-2　曼氏迭宫绦虫卵

4. 曼氏迭宫绦虫裂头蚴玻片染色标本(肉眼或放大镜观察)

白色长带形,不分节,体表具有横纹。其长度不等,短者不足1 cm,长的可达30 cm,其宽约在0.1～12 mm。体前端稍大,顶端凹陷,头节细小呈指状,背、腹各有1条纵行的吸槽。

5. 曼氏迭宫绦虫中间宿主(肉眼观察)

第一中间宿主:剑水蚤。

第二中间宿主:青蛙、蟾蜍,观察裂头蚴寄生在蛙肉内的情况。

四、刚地弓形虫(弓形虫)

1. 弓形虫滋养体染色玻片标本(油镜观察)

感染鼠的腹水经吉姆萨染色后,滋养体呈香蕉形或半月形,大小为(4～7) μm×(2～4) μm,一端较尖,另一端钝圆,一边较扁平,一边较隆起,胞核位于中央,紫红色,胞质蓝色。有时可见寄生于有核细胞内的滋养体(速殖子),又称为假包囊(图7-3)。

2. 弓形虫包囊玻片标本(油镜观察)

取自脑、骨骼肌、视网膜或其他组织,包囊圆形或卵圆形,直径30～60 μm,外面有一层富有弹性的囊壁,内含物为数个至数千个滋养体(缓殖子)(图7-3)。

3. 弓形虫卵囊玻片标本(高倍镜观察)

猫粪生理盐水涂片,高倍镜观察。圆形或椭圆形,大小为9 μm×12 μm,具有两层透明的囊壁,内含2个孢子囊,每个孢子囊内含4个新月形子孢子(图7-3)。

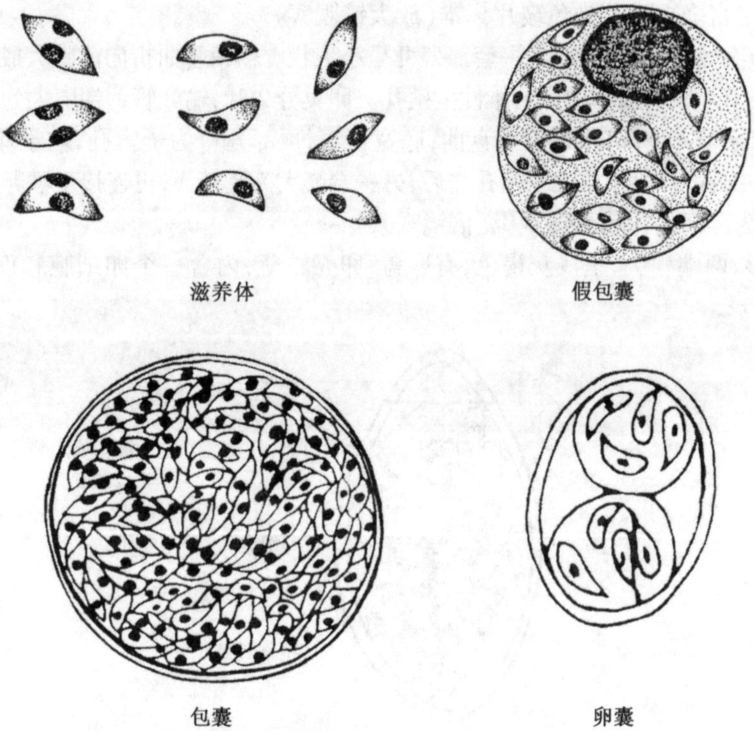

图 7-3　弓形虫滋养体、假包囊、包囊、卵囊

五、疥螨

1. 疥螨成虫玻片标本(低倍镜观察)

虫体细小,雄虫长约 0.2～0.3 mm,雌虫长约 0.3～0.5 mm,乳白或淡黄色,颚体短小,螯肢呈钳状,躯体前部有横形的波状横纹和成列的鳞片状皮棘,后半部有几对杆状刚毛和长鬃。腹面有足 4 对,粗短,圆锥形。前 2 对在躯体前方,末端有柄状吸垫;后 2 对,雌螨足末端各具 1 根长刚毛,雄螨的第 4 对足末端为柄状吸垫(图 7-4)。

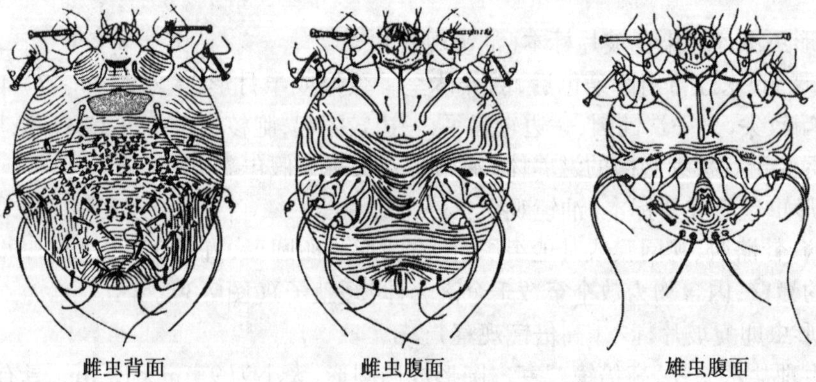

图 7-4　疥螨成虫

2. 疥螨虫卵玻片标本(低倍镜观察)

虫卵呈长椭圆形,淡黄色,壳很薄,大小为 180 μm×80 μm。

六、蠕形螨

蠕形螨成虫玻片标本(低倍镜观察)

虫体细长,蠕虫状,乳白色,半透明。成虫长约 0.1~0.4 mm,虫体分颚体、足体和末体三部分。颚体宽短呈梯形,螯肢 1 对,针状。足体腹面有足 4 对,粗短呈套筒状。末体细长,体表有明显的环状横纹;毛囊蠕形螨较细长,末体约占虫体全长的 2/3 以上,末端较钝圆;皮脂蠕形螨较粗短,末体约占虫体全长的 1/2,末端略尖,呈锥状(图 7-5)。

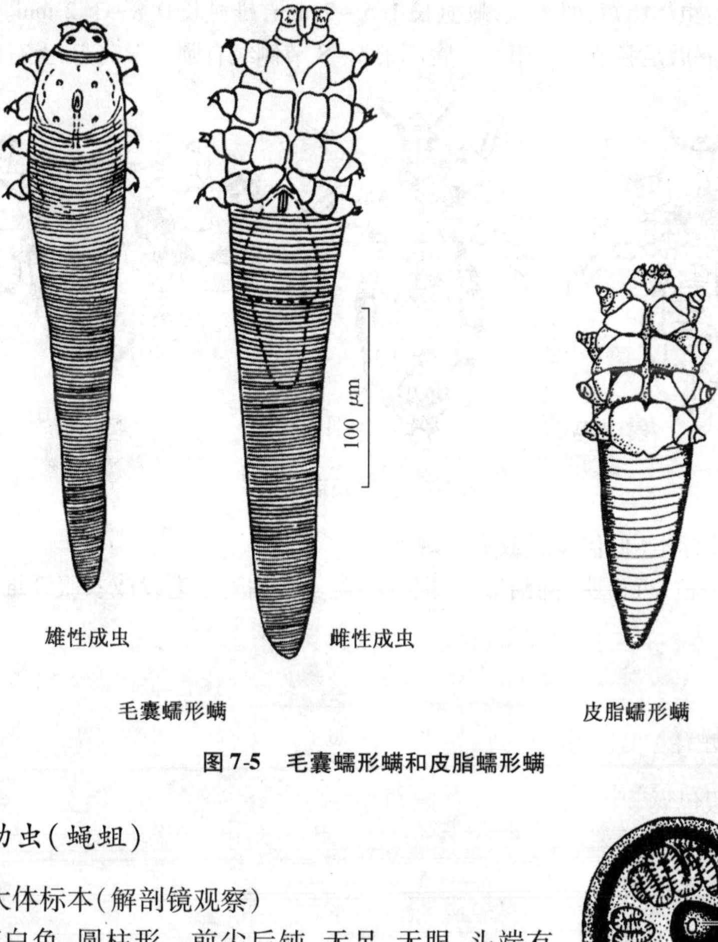

图 7-5　毛囊蠕形螨和皮脂蠕形螨

七、蝇幼虫(蝇蛆)

1. 蝇蛆大体标本(解剖镜观察)

虫体呈灰白色,圆柱形。前尖后钝,无足,无眼,头端有 2 个向下弯曲的小钩。体分 13 节,腹第 8 节后侧可见棕黄色后气门 1 对(图 7-6)。

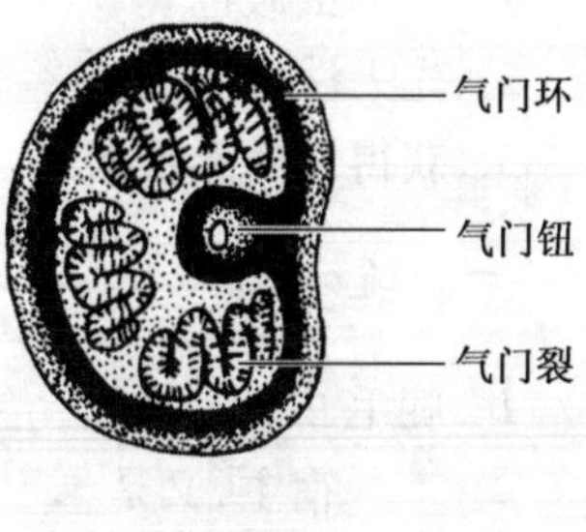

图 7-6　蝇幼虫后气门

2. 蝇蛆玻片标本(低倍镜观察)

前端较尖,有骨质化的口沟 1 对,第 1 胸节有前气门

1对。腹部后端有后气门1对。后气门由气门环、气门裂和气门钮构成。后气门的形态在虫种鉴别中有重要价值。

八、虱

1. 虱成虫玻片标本(低倍镜或放大镜观察)

(1) 人虱:背腹扁平,雌虱体长可达4.4 mm,雄虱体长2.0 ~3.5 mm。头部呈菱形,刺吸式口器,触角1对,分5节,触角后有单眼1对;胸部3节融合,无翅,足3对,跗节末端有爪,爪与胫节末端的指状胫突相对形成抓握器;腹部分节,雄虱末端钝圆,近似"V"形,有交合刺伸出;雌虱末端分2叶,呈"W"形(图7-7)。

(2) 耻阴虱:虫体粗短,似蟹状,雌虱长1.5 ~2 mm,雄虱长0.8 ~1.2 mm。足3对,前足和爪均较细小,中、后足胫节和爪粗大。腹部第5 ~8节侧缘有圆锥形突起,上有刚毛(图7-7)。

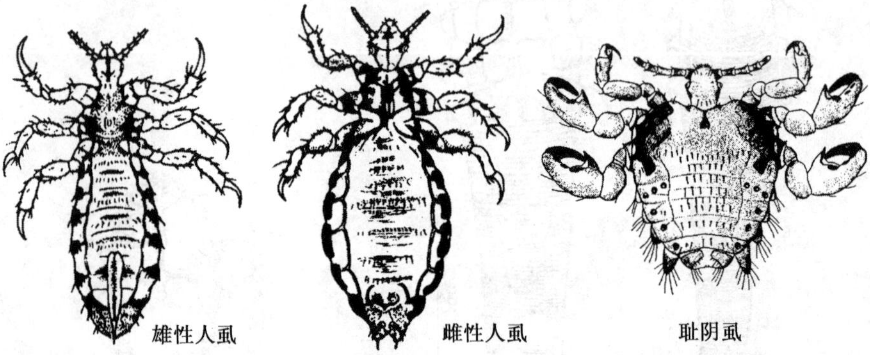

图7-7 人虱及耻阴虱

2. 虱卵玻片标本(低倍镜或放大镜观察)

俗称虮子,白色,近透明,椭圆形,一端有小盖。常黏附于毛发或衣服纤维上。

【复习题】

一、名词解释

1. 弓形虫假包囊
2. 先天性弓形虫病
3. 获得性弓形虫病

二、填空题

1. 旋毛虫的__________和__________寄生在同一宿主体内,被寄生的宿主既是__________宿主,又是__________宿主,但完成生活史必须__________宿主。其感染阶段是__________。

2. 旋毛形线虫的成虫主要寄生于人体的__________,幼虫寄生在人体的__________。

3. 人体感染旋毛虫病是由于食入含有__________的__________而引起的。

4. 旋毛虫对人体的危害可分为三期,即__________、__________和__________。

5. 人是斯氏并殖吸虫的__________,感染阶段主要为__________,主要引起__________。

6. 裂头蚴是__________的幼虫,它引起人体的__________病。主要是由于误食了含活的裂头蚴的__________、__________、__________的肉而引起。

7. 犬、猫等可作为曼氏迭宫绦虫的__________宿主,蛇、鸟、猪等脊椎动物可作为__________宿主,剑水蚤是其__________宿主,蛙是其__________宿主,人是其__________宿主、__________宿主和__________宿主。

8. 弓形虫的三种与传播和致病有关的时期包括__________、__________和__________。

9. 刚地弓形虫滋养体是在中间宿主的有核细胞内生长、发育和繁殖的单个虫体,假包囊内的滋养体称__________,包囊内的滋养体称__________。

10. __________是弓形虫的终宿主兼中间宿主,人是弓形虫的__________宿主。

11. 人体感染刚地弓形虫后,一般为__________感染,但在机体免疫力低下时,可出现__________。

12. 人体感染刚地弓形虫可患__________和__________。

13. 疥螨生活史包括__________、__________、__________、__________及__________等5个时期。

14. 蠕形螨各期均需寄生于__________或__________内,为__________。

15. 寄生人体的蠕形螨有两种,即__________和__________。

16. 寄生于人体的虱有__________和__________两种。

三、选择题

1. 曼氏迭宫绦虫的卵内含有(　　)。

A. 六钩蚴　　B. 裂头蚴

C. 1个卵细胞及多个卵黄细胞　　D. 毛蚴

E. 桑葚期蚴

2. 曼氏迭宫绦虫成虫头节有(　　)。

A. 吸盘　　B. 小钩

C. 吸槽　　D. 口囊

E. 唇瓣

3. 生活史中需要两个中间宿主的绦虫是(　　)。

A. 曼氏迭宫绦虫　　B. 细粒棘球绦虫

C. 犬复孔绦虫　　D. 猪带绦虫

E. 牛带绦虫

4. 可经皮肤感染的绦虫幼虫是（　　）。
A. 猪囊尾蚴
B. 裂头蚴
C. 牛囊尾蚴
D. 棘球蚴
E. 似囊尾蚴

5. 曼氏迭宫绦虫的感染期为（　　）。
A. 钩毛蚴
B. 毛蚴
C. 杆状蚴
D. 六钩蚴
E. 裂头蚴

6. 曼氏迭宫绦虫对人体的主要致病阶段为(　　)。
A. 虫卵
B. 棘球蚴
C. 原尾蚴
D. 六钩蚴
E. 裂头蚴

7. *Toxoplasma gondii* 的感染期是（　　）。
A. 卵囊
B. 假包囊
C. 包囊
D. 滋养体
E. 卵囊、假包囊、包囊、滋养体

8. 刚地弓形虫寄生在人体的（　　）内。
A. 红细胞
B. 有核细胞
C. 淋巴液
D. 血清
E. 脑脊液

9. 下列属于虱的吸血习性的是（　　）。
A. 仅若虫吸血
B. 仅雌虫吸血
C. 仅雄虫吸血
D. 雌虫、雄虫、若虫均吸血
E. 雌虫及若虫吸血，雄虫不吸血

10. 疥螨的交配在(　　)两者之间进行。
A. 雌、雄成虫
B. 雄成虫与雌幼虫
C. 雄成虫与第一期雌若虫
D. 雄成虫与第二期雌若虫
E. 雌成虫与第二期雄若虫

11. 疥螨不具有的特征是（　　）。
A. 虫体小，类圆形
B. 有眼 1 对
C. 前 2 对足末端雌雄均具吸垫
D. 第 4 对足末端雄螨具吸垫，雌螨为长刚毛
E. 躯体背面有波状横纹、皮棘

12. 蠕形螨寄生于人体的（　　）。
A. 上皮细胞内
B. 皮肤隧道中
C. 外周血液中
D. 淋巴系统内
E. 毛囊或皮脂腺内

13. 人既可作为中间宿主,又可作为终宿主的线虫是(　　)。
A. 旋毛虫　　B. 蛔虫
C. 蛲虫　　D. 钩虫
E. 鞭虫

14. 旋毛虫的诊断阶段是(　　)。
A. 囊包　　B. 包囊
C. 囊尾蚴　　D. 囊蚴
E. 丝状蚴

15. *Trichinella spiralis* 的感染方式是(　　)。
A. 经口　　B. 经皮肤
C. 输血　　D. 媒介昆虫叮咬
E. 直接接触感染

四、问答题

1. 人是怎样感染裂头蚴的?人可作为曼氏迭宫绦虫的何种宿主?
2. 虱主要传播哪些疾病?简述其传病机制。
3. 简述人疥螨的致病机制。
4. 弓形虫广泛流行的原因有哪些?
5. 简述旋毛虫病的防治原则。

【参考答案】

一、名词解释

1. 弓形虫假包囊:是指弓形虫被宿主细胞膜包绕形成的虫体集合体。弓形虫滋养体在宿主有核细胞内寄生,以二芽殖法或二分裂法等方式不断增殖,一般含数个至十多个虫体。假包囊中滋养体又称速殖子,当虫体增殖到一定数目时,宿主细胞膜破裂,速殖子释出,再侵入其他细胞继续繁殖,常见于弓形虫病的急性期。

2. 先天性弓形虫病:是指经胎盘感染的弓形虫病。当母亲在孕期感染弓形虫,在母体原虫血症时,虫体经胎盘血流进入胎儿体内,引起胎内先天性感染,可导致流产、早产、死产或畸形等。

3. 获得性弓形虫病:是指出生后由外界获得的弓形虫感染,常无特异性症状。可因虫体侵犯部位和机体反应性不同而临床表现不一。

二、填空题

1. 成虫、幼虫,中间、终,转换,囊包。
2. 小肠,横纹肌。
3. 活囊包,肉及肉制品。

4. 侵入期、幼虫移行期、囊包形成期。
5. 转续宿主(或非正常宿主),囊蚴,幼虫移行症。
6. 曼氏迭宫绦虫,裂头蚴,蛙、蛇、鸟。
7. 终,转续,第一中间,第二中间,第二中间、转续、终。
8. 滋养体、包囊、卵囊。
9. 速殖子,缓殖子。
10. 猫及猫科动物,中间。
11. 隐性,致病力增强。
12. 先天性弓形虫病、获得性弓形虫病。
13. 卵、幼虫、前若虫、后若虫、成虫。
14. 毛囊、皮脂腺,条件性致病螨。
15. 毛囊蠕形螨、皮脂蠕形螨。
16. 人虱、耻阴虱。

三、选择题

1. C　2. C　3. A　4. B　5. E　6. E　7. E　8. B　9. D　10. D
11. B　12. E　13. A　14. A　15. A

四、问答题

1. 人体感染裂头蚴的途径有两种:裂头蚴或原尾蚴经皮肤或黏膜侵入,误食裂头蚴或原尾蚴经口感染。具体感染方式主要有三种:① 局部敷贴生蛙肉:为感染的主要方式,约占患者半数以上。在我国某些地区,民间传说蛙有清凉解毒的作用,常用生蛙肉敷贴伤口或脓肿,包括眼、口颊、外阴等部位。若蛙肉中有裂头蚴即可经伤口或正常皮肤、黏膜侵入人体。② 生食或半生食蛙、蛇、鸡或猪肉:民间传说吞食活蛙能治疗疖疮和疼痛,吞食蝌蚪可治疗皮肤过敏,当其中含有活的裂头蚴,虫体即可穿过肠壁进入腹腔,然后移行至身体其他部位。生饮蛇血、生吞蛇胆,喜食生的或未煮熟的兽、禽及其他野生动物肉类均可引起感染。③ 误食剑水蚤:饮用生水,或游泳时误饮入湖水、塘水,使受感染的剑水蚤有机会进入人体。原尾蚴也可能直接经皮肤侵入,或经眼结膜侵入人体而感染。

人可作为曼氏迭宫绦虫的宿主,主要是转续宿主,偶尔也可作为第二中间宿主,甚至终宿主。

2. 虱传播的疾病主要有流行性斑疹伤寒、战壕热和回归热。① 流行性斑疹伤寒:病原体为普氏立克次体,当虱刺吸患者血后,立克次体侵入虱肠上皮细胞内并大量增殖,使上皮细胞破裂,病原体随虱粪排出。当虱再次刺吸他人血时,虱粪污染伤口,或由于虱的身体被压破,病原体经伤口侵入人体而感染。② 战壕热:虱叮刺患者时将五日热立克次体吸入胃内,病原体在胃腔内或胃上皮细胞表面繁殖,病原体随粪排出;虱再次叮刺他人时,虱粪污染伤口,病原体即侵入人体。③ 回归热:回归热包柔螺旋体随患者血液进入虱胃内,再经胃壁进入血腔并大量增殖。人体的感染是由于虱被碾破后,体液内的病原体经伤口进入人体造成感染。

3. 人疥螨的致病机制主要有两方面：一是挖掘隧道及虫体的机械性刺激；二是疥螨的排泄物和分泌物等抗原引起的超敏反应。近年来，疥疮免疫学研究提示后者似乎更为重要。当宿主对疥螨产生免疫应答时，患者出现红斑、丘疹、风团、结节、水泡等，这些皮损主要是机体对疥螨抗原发生迟发性（Ⅳ型）超敏反应的结果。疥疮的主要症状是皮肤剧烈的瘙痒，以昼轻夜重为特点。由于搔抓可引起出血、严重的继发感染，出现脓包，最后结痂。

4. 造成弓形虫广泛流行的原因：① 包囊、滋养体及卵囊具有较强的抵抗力；② 生活史中感染阶段多，有卵囊、包囊、假包囊和滋养体；③ 对宿主选择性不强，中间宿主广泛，禽、家畜都能感染，可感染的哺乳类动物达140多种；④ 可在终宿主间、中间宿主间，以及终宿主与中间宿主之间多向交叉传播；⑤ 包囊可长期生存于中间宿主的组织内；⑥ 卵囊排放量大，对外界环境污染严重；⑦ 感染方式简单、多样，经口感染是主要的途径。

5. 旋毛虫病的防治原则：① 加强卫生教育，改变不良饮食习惯，不吃生的或未熟透的猪肉及野生动物肉，这是预防本病的关键。② 加强肉类检疫：认真执行肉类检疫制度，未经宰后检疫的猪肉不准上市；遵守食品卫生管理法规，发现感染有旋毛虫病的肉要坚决焚毁。③ 改变养猪方法：提倡圈养。④ 消灭保虫宿主：扑杀鼠类、野犬等保虫宿主，是防止人群感染的重要环节。⑤ 治疗患者：目前，阿苯达唑是治疗旋毛虫病的首选药物，不仅有驱除肠内早期幼虫及抑制雌虫产蚴的作用，而且能杀死肌肉中的幼虫。

（王建新　段义农）

附:其他节肢动物

【引言】

医学节肢动物除上述直接寄生于人体皮肤与组织内的疥螨、蠕形螨、蝇蛆和虱外,还有能传播疾病的病媒节肢动物,包括蚊、蝇、白蛉、蚤、臭虫、蜚蠊、蜱、革螨、恙螨、尘螨。

【实验目的】

掌握蚊、蝇、蚤、蜱生活史主要时期的形态特征。熟悉白蛉、臭虫、蜚蠊、革螨、恙螨、尘螨生活史主要时期的形态特点。

【实验标本】

1. 蚊成虫针插标本,雌蚊口器玻片标本,蚊翅玻片标本,蚊卵玻片标本,幼虫玻片标本,蚊蛹玻片标本。

2. 蝇成虫针插标本,头部玻片标本,足玻片标本,虫卵玻片标本,幼虫玻片标本,蛹瓶装标本。

3. 白蛉成虫玻片标本,虫卵玻片标本,幼虫玻片标本,蛹玻片标本。

4. 蚤成虫玻片标本,虫卵玻片标本,幼虫玻片标本,蛹玻片标本。

5. 臭虫成虫玻片标本,虫卵玻片标本,若虫玻片标本。

6. 蜚蠊成虫针插标本,卵荚瓶装标本,若虫针插标本。

7. 蜱成虫玻片标本及大体标本,虫卵玻片标本,幼虫玻片标本,若虫玻片标本。

8. 革螨成虫玻片标本,虫卵玻片标本,幼虫玻片标本,若虫玻片标本。

9. 恙螨成虫玻片标本,幼虫玻片标本。

10. 尘螨成虫玻片标本。

【实验内容】

一、蚊

1. 成蚊针插标本(肉眼或放大镜观察)

虫体呈灰褐、棕黄色或黑色等,由头、胸、腹三部分组成(图 7-8)。头部:似球形,有复眼、触角及触须各 1 对。喙细长,自唇基向前下方伸出。雄蚊的触角轮毛长而密;雌蚊的则短而稀。库蚊和伊蚊的雄性，其触须比喙长，雌蚊的触须短，约为喙长的1/4。按蚊的雌、雄蚊触须，均几乎与喙等长。胸部：分为前、中、后胸三节，每节各生有足1对。中胸发达，有翅1对；后胸有1对平衡棒。腹部：分10节，仅前8节明显可见，第8～10节衍化为外生殖器。腹节背板上有时可见由鳞片组成的淡色横带，其有无及形状与位置的变化，均为鉴定虫种的重要依据。

（1）中华按蚊：中等大小，体色灰暗。触须上有4个白环，以顶白环为最宽。翅前缘脉上有2个大白斑，第六纵脉上有2个暗斑。纵脉v6.2末端有SU白斑，也是一个重要特征。后足Ⅰ-Ⅳ跗节具狭窄的白环。

（2）白纹伊蚊：体型小至中等，黑色。中胸背板前半部正中有1条银白色纵纹，后足Ⅰ-Ⅵ跗节有基白环，末跗节全白。

（3）淡色库蚊：中等大小，淡褐色，但中胸背板红褐色。第2～6腹节背板基部淡色横带（黄白色）的后缘直或略凹入，或有一小部分的后缘面凸圆；背板两侧无分离的淡色侧斑。足黑色，无淡色环。

2. 雌蚊口器玻片标本（低倍镜观察）

蚊口器为刺吸式，由上内唇、舌各1个及上、下颚各1对组成。上、下颚末端呈尖刀状，并有锯齿状结构，这6根针结构，平时均藏于鞘状结构的下唇内，吸血时可立即伸出，刺入宿主皮肤吸血，但雄蚊的上、下颚不发达故不能刺入宿主皮肤吸血。下唇末端有2个小的唇瓣。

3. 蚊翅玻片标本（放大镜观察）

狭长、膜状，脉序从前向后依次为前缘脉、亚前缘脉、第1纵脉、第2纵脉（末端分2支）、第3纵脉、第4纵脉（末端分2支）、第5纵脉（末端分2支）及第6纵脉。因此，蚊翅脉序可表述为1,2.1、2.2,3,4.1、4.2,5.1、5.2,6。该脉序形式是蚊科最重要的特征（图7-8）。翅脉上有很多鳞片，色泽因种属而异，在翅后缘的长鳞片，称为缘缨。由鳞片组成的色斑，其数目及位置是分类上的重要依据之一。

4. 蚊卵玻片标本（低倍镜观察）

蚊卵甚小，最长不超过1 mm，通常为0.5 mm×0.2 mm（图7-8）。

（1）按蚊卵：棕褐色，船形，两侧各有1个浮囊，故能单个浮于水面。

（2）伊蚊卵：黑色，纺锤形，表面有条纹，无浮囊，因单个产出，故沉于水底。

（3）库蚊卵：呈棕黄色，长圆形或炮弹状，钝端向下，无浮囊，但因数十个甚至几百个卵顺其纵轴聚集成卵块，故形成筏状，而浮于水面。

5. 蚊幼虫（孑孓）玻片标本（解剖显微镜观察）

虫体分头、胸、腹三部分，头部有单眼、复眼及触角各1对。口器为咀嚼式，有口刷1对。胸部背、腹面有毛，其长短、分支及排列情况等，在蚊分类上有重要意义。腹部分为9节，前7节形状相似，第8、9两节变化很大（图7-8）。

（1）按蚊幼虫：腹部第1～7节背面有成对的掌状毛，末端有呼吸孔1对。在水面静止时，虫体与水面平行。

（2）库蚊幼虫：腹节背面无掌状毛，末端有呼吸管1根，呼吸管细而长。在水面静止时，其幼虫以呼吸管口接触水面，所以，虫体与水面成一角度。

(3) 伊蚊幼虫:与库蚊幼虫类似,但呼吸管较粗短。

6. 蚊蛹玻片标本(解剖显微镜观察)

逗点状,体分头胸部和腹部两部分,头胸部膨大,背面有1对呼吸管。在水面静止时,呼吸管口接触水面(图7-8)。

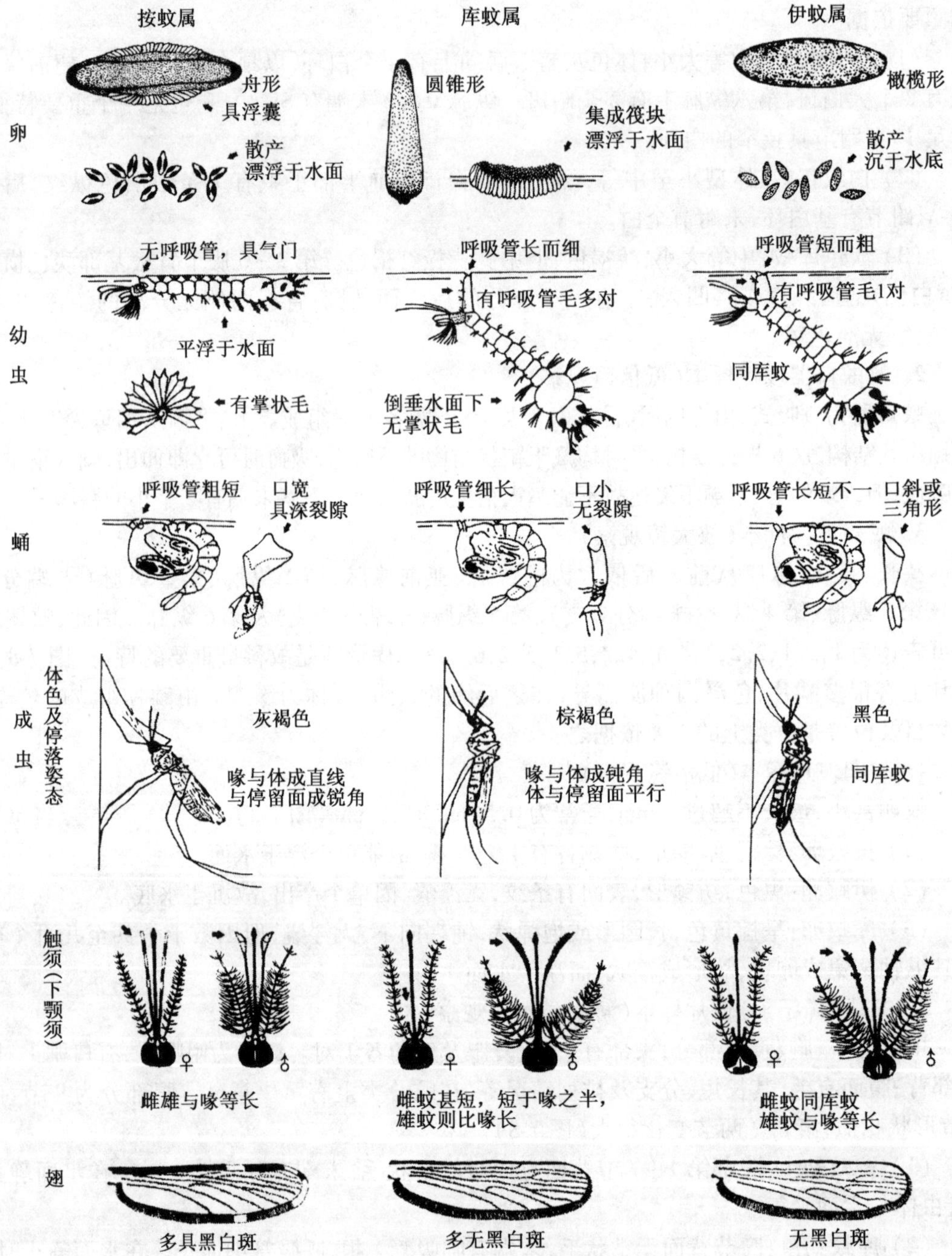

图7-8　三属蚊生活史各期的形态区别

（1）按蚊蛹：呼吸管粗短，口宽呈漏斗状，前方有裂隙。

（2）库蚊蛹：呼吸管细长，口窄。

（3）伊蚊蛹：呼吸管短而宽，口呈三角形。

二、蝇

1. 成蝇针插标本（肉眼或放大镜下观察）

体长 3 ~ 10 mm 或更大，故大小悬殊。体分头、胸、腹三部分，全身密生鬃毛。不同种类的蝇，其体型及色泽亦不一样（图 7-9）。

头部：通常呈半球形，有复眼 1 对，单眼 3 个。除麻蝇外，雌蝇的两复眼间距较宽，雄蝇的则间距近或两复眼相接。触角分为 3 节，在第 3 节近基部外前方有 1 根触角芒，其形式多样，是分类的依据之一。口器多为舐吸式，但也有刺吸式口器者，如厩螫蝇等。

胸部：分为前、中、后胸三部分。中胸发达，生有 1 对膜质透明的翅，纵脉包括前缘脉、亚前缘脉及第 1 ~ 6 纵脉。第 4 纵脉末段的弯曲情况在分类上有重要意义。有 3 对足，分节，多毛。

腹部：圆钝，筒状，分 10 节，但外观上仅有 5 节明显可见，其余腹节衍变成外生殖器，平时不用时即缩入腹内。

（1）舍蝇：亦称饭蝇、家蝇等。中等体型，灰褐色。中胸背板上有 4 条黑色纵纹。触角芒羽状，第 4 纵脉后段向上弯曲，末端几乎与第 3 纵脉相接触。

（2）大头金蝇：体躯肥大，长约 8 ~ 11 mm。体色带有青绿色金属光泽。头大而红，宽于胸部，俗称“红头蝇”。颊部呈杏黄色或橙黄色，为其重要特征之一。

（3）丝光绿蝇：中等大小，体色呈绿色或黄绿色，带有金属光泽。触角芒短，羽状。复眼暗紫色，颊部银白色。

（4）巨尾阿丽蝇：又称格氏丽蝇，为大型蝇类，长约 8 ~ 12 mm。胸部灰黑色，中胸盾板沟前的中央有 3 条黑色纵纹，中间的一条较宽。腹节背面呈蓝色金属光泽。

（5）麻蝇：虫体多呈灰色，胸背部有 3 条黑色纵纹，腹节背板上可见棋盘状闪斑。

（6）厩螫蝇：形似舍蝇，暗灰色。喙细长，口器刺吸式。胸背部有不清晰的 4 条纵纹，腹部第 2、3 节各有 3 个黑点。

2. 蝇头部玻片标本（解剖显微镜观察）

口器舐吸式，末端有 1 对膨大的唇瓣，上有很多凹沟式小管道，与食管相通，称为假气管，用于舔吸食物（图 7-9）。

3. 蝇足玻片标本（解剖显微镜观察）

足分为 5 节，即基节、转节、股节、胫节及跗节。跗节又分 5 节，末端有爪和爪垫各 1 对，爪间突 1 个。爪垫上密布细毛，并能分泌黏液。足部生有很多鬃毛，鬃毛的数量及其分布位置均有分类学意义（图 7-9）。

4. 蝇卵玻片标本（低倍镜观察）

乳白色，呈香蕉状或椭圆形，长约 1 mm，常聚集成卵块。

5．蛹瓶装标本（肉眼或放大镜观察）

棕黑色至黑色，长椭圆形，长约 5～8 mm。不食。不活动，外包蛹壳。

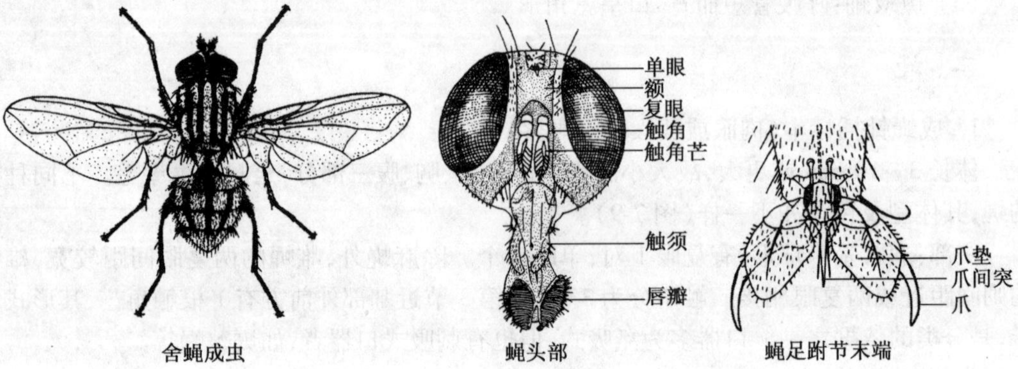

图 7-9　蝇成虫、头部及爪

三、白蛉

1．成蛉玻片标本（低倍镜观察）

浅黄至棕黄色，体分头、胸、腹三部分（图 7-10）。头部有 1 对大而黑的复眼。口器刺吸式，胸背明显隆起，呈驼背状。翅 1 对，树叶状，末端较尖，翅脉特殊，前缘脉环绕全翅，为围脉。亚前缘脉和第 6 纵脉极短，第 1、3、6 纵脉不分支，第 2 纵脉分为 3 小支，第 4、5 纵脉各分为 2 小支，故脉序可表述为：1，2.1、2.2、2.3，3，4.1、4.2，5.1、5.2，6。足 3 对，细长分节。腹部由 10 节组成，第 8～10 节特化为外生殖器。雌蛉腹节末端钝圆，雄蛉外生殖器构造复杂。

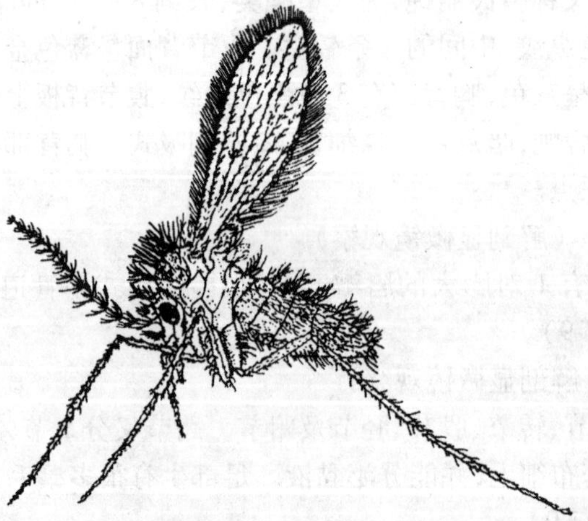

图 7-10　白蛉成虫

2．白蛉卵玻片标本（低倍镜观察）

长椭圆形，深棕色至黑色（初产时灰白色），卵壳表面有纹饰，长约 0.4 mm。

3. 白蛉幼虫玻片标本(低倍镜观察)

除头部外,虫体分为13节,淡褐或白色。1龄幼虫尾端只有1对长鬃,2~4龄幼虫尾鬃均为2对。

4. 白蛉蛹玻片标本(低倍镜观察)

淡黄色,长约为4 mm。体分头胸部和腹部两部分,不食不动。末端留附着4龄幼虫蜕下的皮,并可见2对尾鬃。

四、蚤

1. 成蚤玻片标本(低倍镜及解剖显微镜观察)

虫体左右侧扁,长约3 mm,棕色至黑褐色,体表有许多向后突生的鬃毛和刺,体分头、胸、腹三部分(图7-11)。头部:小,三角形。口器刺吸式,触角1对,由3节构成,位于触角窝内。窝前可有单眼1对,黑色,有的种类无单眼。眼鬃位置及颊栉的有无和栉的刺数,均为分类的依据。胸部:分前、中、后胸3节,前胸背板后缘可有向后生长的前胸栉1排,栉的有无及其刺数和侧板杆的有无,均为分类的重要鉴别特征。足3对,后足特别发达,适于跳跃。腹部:由10节组成,前7节无特殊分化,雄蚤的第8、9腹节和雌蚤的第7~9腹节变形为外生殖器,而第10腹节为肛节。雌蚤末端钝圆,在第7、8腹板部位可见角质性的受精囊,其形状因种而异。雄蚤末端的外生殖器构造复杂,为分类的重要依据。

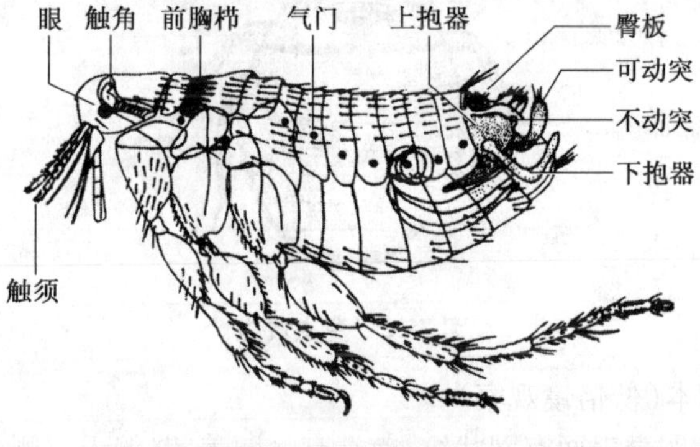

图7-11 蚤成虫

(1)致痒蚤:又称人蚤。眼发达,眼鬃位于眼的下方。无颊栉和前胸栉;中胸侧板亦无垂直的侧板杆。

(2)印鼠客蚤:眼发达,眼鬃位于眼前方。无颊栉和前胸栉,中胸侧板有垂直的侧板杆。

2. 蚤卵玻片标本(低倍镜观察)

近似椭圆形,直径约0.4~1.0 mm,白色至淡黄色。

3. 蚤幼虫玻片标本(低倍镜观察)

体形似蛆,白色,长约6 mm。口器咀嚼式,有触角1对。腹节末端有1对指状突起。

4. 蚤蛹玻片标本(低倍镜观察)

具有成蚤的雏形,淡黄至淡棕色,外包有茧,茧外黏附有尘埃、碎屑等,具伪装作用,但制作标本时,通常已去除。

五、臭虫

1. 臭虫成虫玻片标本(放大镜或解剖显微镜观察)

卵圆形,红褐色,背腹扁平,体分头、胸、腹三部分(图 7-12)。头部:两侧有突出的复眼 1 对,无单眼。触角 1 对,由 4 节组成。口器刺吸式,不吸血时弯入头及胸部的腹面纵沟内。胸部:前胸大而明显,其前缘不同程度地凹入。中胸背面有翅基 1 对;足 3 对,在第 2、3 对足基节之间有一臭腺孔开口。腹部:分 10 节,但仅有 8 节明显可见,雄虫腹部末端狭而尖,有一镰刀状尾器,雌虫腹部末端钝圆,在第 5 腹节后缘右侧有一三角形凹陷,称为柏氏器,为交配器官。

(1) 温带臭虫:前胸较宽,其前缘凹入深,两侧向外延伸成翼状薄边。

(2) 热带臭虫:前胸较窄,其前缘凹入浅,两侧缘不向外延伸。

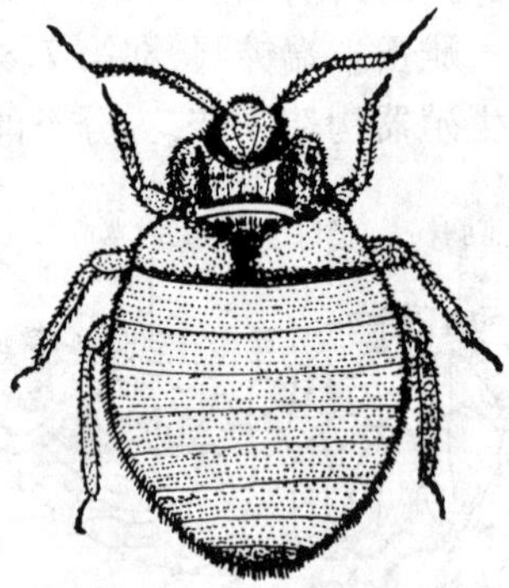

图 7-12 臭虫成虫

2. 臭虫卵玻片标本(低倍镜观察)

长圆形,黄白色。卵壳表面有网状纹,前端有一卵盖,略偏于一侧。

3. 臭虫若虫玻片标本(低倍镜观察)

外形似成虫,但体形较小,体色较浅,无翅基,生殖器官未发育成熟。

六、蜚蠊(蟑螂)

1. 蜚蠊成虫针插标本(肉眼观察)

长椭圆形,通常为 1 ~ 3 cm 长,体色棕褐至黑褐色,具油亮光泽,头很小,触角细长、分节(图 7-13)。虫体前端三角形构造为前胸部分,而头仅占该前侧板少部分。口器咀嚼式,复眼发达,翅 2 对,前翅革质,后翅膜质,翅有长有短,有的种类没有翅,足发达,善于疾走。腹部由 11 节组成,近末端有 1 对尾须。雄虫末端有 1 对腹刺。

2. 蜚蠊卵荚瓶装标本(放大镜观察)

呈钱包状,内有十几颗至40颗卵,暗褐色,长约1~2 cm。

3. 蜚蠊若虫针插标本(肉眼或放大镜观察)

形似成虫,但体小,翅未发育,性器官未发育成熟。

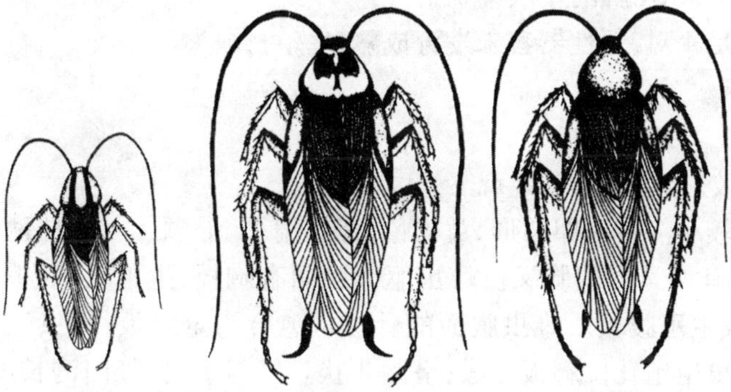

图7-13　蜚蠊成虫

七、蜱

1. 成蜱玻片标本及大体标本(解剖显微镜观察)

虫体卵圆形,前端为颚体,口器由螯肢、口下板和须肢组成;后部为躯体,生有4对足,胸、腹部完全愈合不可分。硬蜱颚体较大,突于前端,从背面可以看见;须肢不能活动;有盾板,雌虫盾板小,雄虫盾板大(图7-14)。软蜱颚体较小,藏于腹面前端,从背面不可见;须肢能活动;无盾板,雌雄区别不明显。

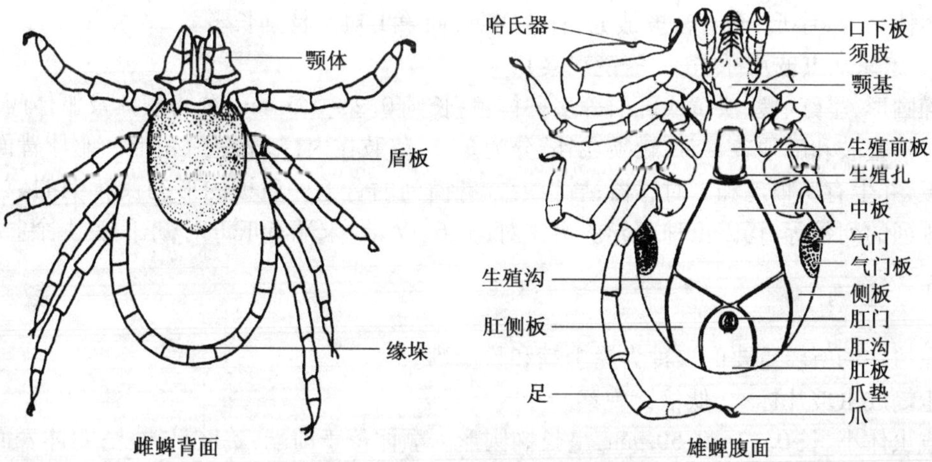

图7-14　硬蜱成虫

2. 蜱卵玻片标本(低倍镜观察)

类圆形,淡黄或淡褐色,长约0.5~0.9 mm,常聚集成堆。

3. 蜱幼虫玻片标本(低倍镜观察)

形似成虫,但很小,仅有3对足。

4. 蜱若虫玻片标本(解剖显微镜观察)

外形似成虫,足4对,但性器官未发育成熟,生殖孔缺失。

八、革螨

1. 革螨成虫玻片标本(低倍镜观察)

外形像蜱,但较小。虫体卵圆形,黄褐色,背腹扁平,分颚体与躯体两部分。在侧面,近颚体后缘的正中,有一叉形的胸叉。雌虫躯体腹面有胸板、生殖板、肛板及其他骨板,生殖板与腹板可愈合成生殖腹板。雄虫腹面的骨板常愈合为全腹板,雌虫生殖孔呈横裂隙状,位于胸板之后,雄虫生殖孔位胸板前缘,呈漏斗状。气门1对,气门沟长度因虫种而异。气门及气门沟周围为气门板。足4对,腿分为6节,末端有爪及爪垫。

2. 革螨卵玻片标本(低倍镜观察)

椭圆形,长约0.10~0.35 mm,乳白色、浅灰色或浅黄色,壳薄而光滑。

3. 革螨幼虫玻片标本(低倍镜观察)

体表呈膜质,体色淡,形似成虫,但很小,足3对。

4. 革螨若虫玻片标本(低倍镜观察)

分为第一、二两期若虫,形似成虫,足4对,但较小,性器官发育不成熟,生殖孔缺失。

九、恙螨

1. 恙螨成虫玻片标本(低倍镜观察)

躯体呈"8"字形,全身密披绒毛,有4对足,而第1对足特别长。

2. 恙螨幼虫玻片标本(低倍镜观察)

椭圆形,呈红、橙、淡黄或乳白等多种体色,长约0.2~0.3 mm,分为颚体及躯体两部分。前者包括螯肢和触须各1对,触须在外,分为6节,螯肢在内,基节呈三角形。躯体背面前部有盾板,并生有5根毛和1对感器,盾板后方有横列的背毛。盾板的形态及背毛的数目、形状及排列的列数等,均因虫种而异。足3对,分6~7节,末端有爪1对,爪间突1个。

十、尘螨

在居住场所较重要的虫种为屋尘螨和粉尘螨。

尘螨成虫玻片标本(低倍镜观察)

成虫体小,长0.17~0.50 mm,呈长椭圆形。颚体位于前端,螯肢呈钳状;躯体表面的皮纹极细,呈指纹状;背面前部有盾板,雄虫背后尚有后盾板。肩部有1对长鬃,后端有2对(欧螨缺)。生殖孔在腹面中央。

【复习题】

一、名词解释

1. 虫媒病
2. 机械性传播
3. 生物性传播
4. 变态
5. 完全变态
6. 不完全变态

二、填空题

1. 与医学关系较密切的节肢动物主要有5个纲，即__________、__________、__________、__________和__________。

2. 医学节肢动物对人类的危害可分为__________和__________两类。

3. 根据病原体与节肢动物之间的关系，将节肢动物传播疾病的方式分为__________和__________两类。

4. 根据病原体在节肢动物体内发育或繁殖的情况，可将生物性传播分为__________、__________、__________和__________。

5. 蝇的体表或体内可携带__________、__________及其他多种病原体。

6. 根据结构和功能的不同，将昆虫口器分为三种类型，即__________、__________和__________。

7. 昆虫变态通常分为__________和__________两类。

8. 在昆虫完全变态发育中，昆虫的幼体破卵而出的过程称为__________，幼体发育的成熟程度用__________来表示，成熟幼虫发育为蛹的过程称为__________，而蛹内虫体自蛹皮逸出的过程则称为__________。

9. 危害人类健康的蚊主要是__________、__________及__________等三属蚊种。

10. 蚊可传播__________、__________、__________和__________等疾病。

11. 蝇的口器多数为__________，少数为__________。

12. 嗜吸人血的臭虫有__________和__________。

13. 蜱的发育分__________、__________、__________和__________等4个发育阶段。

14. 蜱的不同发育阶段有更换宿主的现象，根据更换的次数，可将蜱分为四种类型，即__________、__________、__________及__________。

15. 恙螨的__________营寄生生活，其他各期营__________。

16. 恙螨生活史分为__________、__________、__________、__________、__________、__________和__________等7个时期。

17. 恙螨对人的直接危害是由于叮咬引起__________，而作为媒介可传播__________，其病原体是__________。

18. 革螨传播__________，传染源为__________，病原体是__________。

19. 尘螨性过敏主要表现为__________、__________和__________。

三、选择题

1. *Phylum Arthropoda* 指的是(　　)。
A. 线形动物门
B. 扁形动物门
C. 棘头动物门
D. 原生动物门
E. 节肢动物门

2. Class Insecta 的中文意思是(　　)。
A. 昆虫纲
B. 蛛形纲
C. 甲壳纲
D. 唇足纲
E. 倍足纲

3. 哪一个外文是甲壳纲(　　)。
A. Crustacea
B. Insecta
C. Arachnida
D. Chilopoda
E. Diplopoda

4. 根据病原体在节肢动物体内发育、繁殖的情况，可将生物性传播分为四种形式，其中错误的是(　　)。
A. 多分裂式
B. 发育式
C. 繁殖式
D. 发育繁殖式
E. 经卵传递式

5. 用放养柳条鱼食蚊幼虫的方法属于(　　)。
A. 环境防治
B. 化学防治
C. 物理防治
D. 生物防治
E. 遗传防治

6. 蚊属于医学节肢动物的(　　)。
A. 昆虫纲
B. 蛛形纲
C. 甲壳纲
D. 唇足纲
E. 倍足纲

7. 蜱、螨属于医学节肢动物的(　　)。
A. 昆虫纲
B. 蛛形纲
C. 甲壳纲
D. 唇足纲
E. 倍足纲

8. 蚊传播疟疾的方式属于(　　)。
A. 机械携带
B. 发育式

C. 繁殖式
D. 发育繁殖式
E. 经卵传递式

9. 在蚊体内只发育不繁殖的是(　　)。
A. 普氏立克次体
B. 鼠疫杆菌
C. 疟原虫
D. 丝虫
E. 杜氏利什曼原虫

10. 我国长江中下游蚊密度达到高峰的时间是(　　)。
A. 4－5月
B. 5－6月
C. 7－8月
D. 8－9月
E. 9－10月

11. 班氏丝虫病的传播媒介是(　　)。
A. 淡色库蚊和致倦库蚊
B. 中华按蚊和嗜人按蚊
C. 三带喙库蚊和致倦库蚊
D. 致倦库蚊和白纹伊蚊
E. 淡色库蚊和白纹伊蚊

12. 登革热的主要传播媒介为(　　)。
A. 淡色库蚊和致倦库蚊
B. 埃及伊蚊和白纹伊蚊
C. 三带喙库蚊和致倦库蚊
D. 三带喙库蚊和淡色库蚊
E. 淡色库蚊和白纹伊蚊

13. 蝇传播疾病的主要方式是(　　)。
A. 机械性传播
B. 发育式
C. 繁殖式
D. 发育繁殖式
E. 经卵传递式

14. 我国白蛉主要传播的疾病是(　　)。
A. 黑热病
B. 疟疾
C. 登革热
D. 流行性乙型脑炎
E. 班氏丝虫病

15. 蚤的吸血习性是(　　)。
A. 仅幼虫吸血
B. 仅雌性吸血
C. 仅雄性吸血
D. 雌雄性均吸血
E. 幼虫、成虫均吸血

16. 关于软蜱的描述错误的是(　　)。
A. 生活史分卵、幼虫、若虫、成虫四期
B. 属单宿主蜱
C. 雌蜱需多次吸血,多次产卵
D. 多夜间侵袭宿主,吸血持续时间短
E. 寿命长

17. 我国莱姆病的主要传播媒介是(　　)。
A. 全沟硬蜱
B. 亚东璃眼蜱
C. 森林革蜱
D. 草原革蜱
E. 微小牛蜱

18. 恙螨生活史中营寄生生活的阶段是(　　)。

A. 雌螨　　B. 雌螨与雄螨

C. 若虫　　D. 幼虫、若虫及成虫均可

E. 幼虫

四、问答题

1. 医学节肢动物生物性传播的方式有哪些？试举例说明。
2. 简述医学节肢动物的防治原则。
3. 试简要比较三属蚊生活史各期的形态特征。
4. 简述蚊的生活史。
5. 蚊传播的主要疾病有哪些？
6. 蚤成虫的形态鉴别要点主要有哪些？
7. 蜚蠊有何生态特点？其意义是什么？
8. 简述蛛形纲的主要鉴别特征。
9. 蜱螨传播的疾病中，哪些可经卵传递病原体？说明这些虫媒病的病原体及主要传播媒介。

【参考答案】

一、名词解释

1. 虫媒病：能传播疾病的节肢动物称为媒介节肢动物，由媒介节肢动物传播的疾病，称为虫媒病。

2. 机械性传播：病原体在节肢动物体表或体内既无形态改变，又无数量的增加，但仍具有感染力，从而可通过节肢动物的活动将携带的病原体进行机械地传播、扩散。如蝇的体表或体内可携带蛔虫卵、阿米巴包囊及其他多种病原体。

3. 生物性传播：病原体在节肢动物体内经过一定时间的发育或(和)繁殖后才具有感染力，从而引起疾病传播，称为生物性传播。

4. 变态：昆虫从幼虫发育为成虫的过程中，其形态、生理、生活习性及行为和本能所发生的一系列变化称为变态。

5. 完全变态：昆虫生活史包括卵、幼虫、蛹和成虫 4 个阶段，各期之间在外形、结构、生理及生活习性等方面都明显不同，如蚊、蝇、白蛉和蚤等。

6. 不完全变态：昆虫生活史分卵、若虫和成虫 3 个阶段，无蛹期，若虫与成虫在形态特征和生活习性等方面相似，但个体较小，性器官尚未发育成熟，如虱、蜚蠊及臭虫等。

二、填空题

1. 昆虫纲、蛛形纲、甲壳纲、唇足纲、倍足纲。

2. 直接危害、间接危害。

3. 生物性传播、机械性传播。
4. 发育式、繁殖式、发育繁殖式、经卵传递式。
5. 蛔虫卵、阿米巴包囊。
6. 咀嚼式口器、刺吸式口器、舐吸式口器。
7. 完全变态、不完全变态。
8. 孵化,龄期,化蛹,羽化。
9. 按蚊属、库蚊属、伊蚊属。
10. 疟疾、丝虫病、流行性乙型脑炎、登革热。
11. 舐吸式,刺吸式。
12. 温带臭虫、热带臭虫。
13. 卵、幼虫、若虫、成虫。
14. 单宿主蜱、二宿主蜱、三宿主蜱、多宿主蜱。
15. 幼虫,自生生活。
16. 卵、前幼虫、幼虫、若蛹、若虫、成蛹、成虫。
17. 恙螨性皮炎,恙虫病,恙虫病立克次体。
18. 流行性出血热,鼠类,汉坦病毒。
19. 尘螨性哮喘、过敏性鼻炎、过敏性皮炎。

三、选择题

1. E 2. A 3. A 4. A 5. D 6. A 7. B 8. D 9. D 10. C
11. A 12. B 13. A 14. A 15. D 16. B 17. A 18. E

四、问答题

1. 主要有四种:① 发育式,病原体在节肢动物体内经一定时间的发育,达到感染阶段才能传播。病原体只有形态的改变,而无数量的增加。如丝虫的微丝蚴在蚊体内的发育,只有成为丝状蚴,才具有感染力。② 繁殖式,病原体在节肢动物体内大量繁殖,只有数量上的增加,而无形态上的改变。如鼠疫杆菌在蚤体内大量增殖,传播鼠疫。③ 发育繁殖式,病原体在节肢动物体内不仅有阶段性的发育,而且还通过繁殖使数量不断增加。如疟原虫配子体进入按蚊体内经发育和繁殖的过程。④经卵传递式(遗传式),病原体在节肢动物体内不仅繁殖,还可侵入卵巢,经卵传递至下一代甚至更多代,其后代体内也存在同样的病原体,从而不断传播该疾病。这种经卵传递的病原体可在节肢动物的不同发育阶段传播疾病。如森林脑炎病毒,可经全沟硬蜱除虫卵以外的各发育阶段传播。

2. 主要有6个方面:① 环境防治:通过环境改造和环境处理,控制或消灭医学节肢动物的孳生地;② 化学防治:采用有效杀虫剂或驱避剂,杀灭或驱赶医学节肢动物;③ 物理防治:采用光、声、电、热等杀灭医学节肢动物;④ 生物防治:利用昆虫天敌或其代谢产物杀灭医学节肢动物;⑤ 遗传防治:通过改变或置换医学节肢动物的遗传物质,减弱其生存或繁殖能力,从而达到控制或消灭;⑥法规防治:制定必要的法律或法规条款,依法防治医学节肢动物。

3. 三属蚊生活史各期的形态特征

期别	区别点	按蚊	库蚊	伊蚊
卵	形态 在水面情况	长舟状,有浮囊 单个散在,浮于水面	长圆锥形,无浮囊 聚集呈筏状,卵块浮于水面	纺锤形,无浮囊 单个散开,沉于水底
幼虫	呼吸管 静态	无(有呼吸孔1对) 平浮于水面下	有,细而长 倒挂在水面下	有,粗而短 同库蚊
蛹	呼吸管	短而粗,开口宽,形似漏斗,前方有裂隙	细而长,开口小,前方无裂隙	长短不一,开口呈三角形,前方无裂隙
成蚊	体色 翅 停息姿态	大多数灰褐色 大多数有黑白斑 身体与喙成一直线,与停息面成一角度	大多数棕黄色 大多数无黑白斑 身体与喙成一角度,与停息面平行	黑色、有白斑 无黑白斑 同库蚊

4. 蚊的发育为完全变态,生活史分为卵、幼虫、蛹和成虫4个时期。雌蚊产卵于水中,在夏季约经2～3天即可孵出幼虫,以水中的微小生物及其他有机物为食,经5～7天、蜕皮4次后化为蛹,再经1～2天,蛹即羽化为成蚊。发育1代约需7～15天,一年约繁殖7或8代。

5. 蚊传播的疾病有疟疾、丝虫病、流行性乙型脑炎和登革热。① 疟疾:按蚊为疟疾的传播媒介。在平原地区,疟疾媒介为中华按蚊;在长江流域的山丘地带,主要为嗜人按蚊;在南方山区和森林地带,主要为微小按蚊;而大劣按蚊则是我国海南山林及山麓地区的重要传疟媒介。② 丝虫病:班氏丝虫病的传播媒介是淡色库蚊和致倦库蚊,马来丝虫病的传播媒介是中华按蚊和嗜人按蚊,但中华按蚊亦可作为传播班氏丝虫病的次要媒介。③ 流行性乙型脑炎:传播媒介主要为三带喙库蚊、致倦库蚊、淡色库蚊及白纹伊蚊等。病原体可在蚊体内越冬,并可经卵传递至下一代。④登革热:主要传播媒介为埃及伊蚊和白纹伊蚊。

6. 蚤成虫体小,长约3 mm,棕黄至棕褐色。虫体左右侧扁,体分头、胸、腹三部分。全身生有鬃或刺,有的虫种还有栉。触角1对,口器刺吸式。胸部分为3节,有足3对,长而发达。腹部分10节,雄性的第8、9节和雌性的第7～9节均变为外生殖器,为分类的依据。

7. 蜚蠊的生态特点:分布广,喜群居,白天隐藏于靠近食物、水,且温暖而黑暗的夹缝里,甚至人的外耳道内,以厨房、食堂、饭馆、食品厂和仓库等处较多,夜间出来摄食及交配。其活动的适宜温度为20℃～30℃,低于15℃时,绝大多数不动或微动。成虫、若虫均能越冬。蜚蠊为杂食性昆虫,嗜食含糖和淀粉的食物,也食人、畜排泄物、分泌物及新鲜或腐败的食物,甚至啃咬书本、纸张、尼龙袜及纤维板等非食物性的物品。意义:根据其生态特点进行防治,主要是保持室内清洁卫生,堵塞各种缝隙,妥善贮藏食品和保护水源,及时清除垃圾;常翻箱倒柜捕杀蜚蠊,彻底清除卵荚,必要时可予以焚烧或烫杀。

8. 蛛形纲的重要虫种是蜱和螨,为一类小型节肢动物,外形呈椭圆或圆形。蜱、螨类虫体的基本结构包括颚体和躯体两部分,不分节,成虫有4对足。

9. 在蜱螨传播的疾病中，经卵传递病原体的虫媒病有：森林脑炎、新疆出血热、北亚蜱传斑疹伤寒、蜱媒回归热、Q 热、恙虫病和流行性出血热。① 森林脑炎：病原体为森林脑炎病毒，传播媒介有全沟硬蜱、森林革蜱和嗜群血蜱。② 新疆出血热：病原体为克里米亚－刚果出血热病毒，主要传播媒介是亚东璃眼蜱。③ 北亚蜱传斑疹伤寒：病原体为西伯利亚立克次体，传播媒介是嗜群血蜱和草原革蜱，通过蜱的叮刺或蜱粪污染伤口而感染。④ Q 热：病原体为伯氏柯克氏体，硬蜱和软蜱均可传播。⑤ 蜱媒回归热：病原体为伊朗包柔螺旋体和拉氏包柔螺旋体，传播媒介为乳突钝缘蜱和特突钝缘蜱。⑥ 恙虫病：病原体为恙虫病立克次体。由于恙螨只有幼虫时期营寄生生活，所以它以遗传方式来传播病原体，病原体在其体内可经卵传递给下一代幼虫。我国恙虫病的主要传播媒介是地里纤恙螨。⑦ 流行性出血热：传染源为鼠类，病原体是汉坦病毒，由革螨在鼠与人之间传播。

（朱　宏　陈盛霞）

实验八　呼吸系统和泌尿生殖系统寄生虫

【引言】

呼吸系统寄生虫主要有卫氏并殖吸虫(肺吸虫),泌尿生殖系统寄生虫主要有阴道毛滴虫。

【实验目的】

掌握肺吸虫成虫、虫卵以及阴道毛滴虫滋养体的形态特征及鉴别要点。熟悉肺吸虫尾蚴、囊蚴的形态特点。了解肺吸虫第一、第二中间宿主。

【实验标本】

1. 肺吸虫成虫大体、玻片标本,虫卵、尾蚴、囊蚴玻片标本,川卷螺、石蟹、蝲蛄瓶装标本。

2. 阴道毛滴虫滋养体染色玻片标本和活体标本。

【实验内容】

一、卫氏并殖吸虫(肺吸虫)

1. 肺吸虫成虫大体标本(肉眼观察)

虫体椭圆形,背部隆起,腹面扁平,形似半粒黄豆,活时红褐色,半透明,固定后为砖灰色,虫体腹面中部一块黄色部分是充满虫卵的子宫。

2. 肺吸虫成虫染色玻片标本(放大镜或解剖显微镜观察)

注意下列特征(图8-1):① 口、腹吸盘大小略同,腹吸盘位于虫体中横线之前;② 肠管位于虫体两侧,做波浪状弯曲;③ 睾丸和卵巢分叶状,卵巢分5~6叶,与子宫并列,位于虫体中部,2个睾丸并列于虫体后部;④ 卵黄腺呈繁枝状,遍布虫体两侧;⑤ 排泄囊呈长裂隙状。

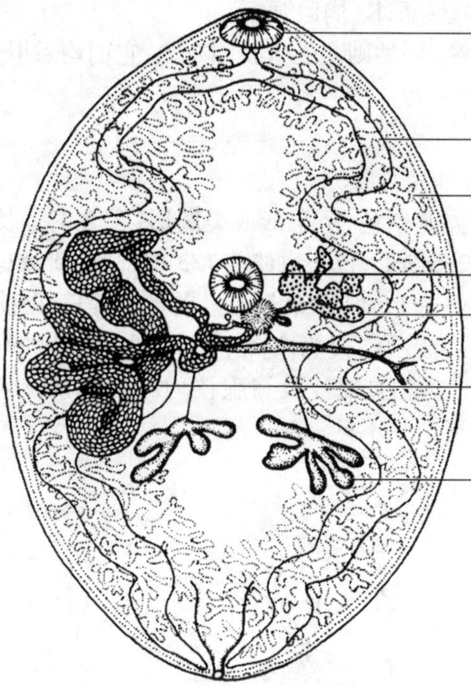

图 8-1　肺吸虫成虫

3. 肺吸虫虫卵玻片标本(低倍镜及高倍镜观察)

大小为(80～118)μm×(48～60)μm,金黄色,水缸形或椭圆形,外形变化较大,卵壳较厚,后端更厚,虫卵最宽处多为近卵盖的一端。卵盖大,常略倾斜,也有缺卵盖者,卵内含1个卵细胞和10多个卵黄细胞(图8-2)。

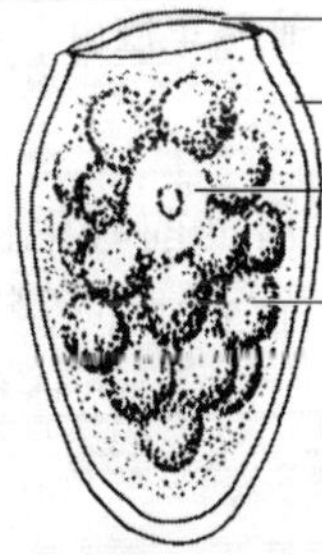

图 8-2　肺吸虫虫卵

4. 肺吸虫尾蚴染色玻片标本(高倍镜观察)

圆形或椭圆形,全身披有细棘,前端有一小刺,尾极短,呈球状,为"微尾型"尾蚴。

5. 肺吸虫囊蚴染色玻片标本(低倍镜观察)

球形,囊壁明显。囊内幼虫肠管螺旋形弯曲,可见口、腹吸盘及大而明显的排泄囊。

6. 肺吸虫第一中间宿主瓶装标本(肉眼观察)

川卷螺为大型螺类,棕黄色或棕褐色,塔形,壳顶常因与溪石碰撞而磨损不全。

7. 肺吸虫第二中间宿主瓶装标本(肉眼观察)

石蟹、溪蟹生长于山区溪流，蝲蛄则多见于我国东北，它们均系甲壳动物。

二、阴道毛滴虫

1. 阴道毛滴虫染色标本(油镜观察)

经吉姆萨或瑞氏染色，虫体蓝紫色，呈梨形或类圆形(图 8-3)。大小为(10 ~ 30) μm × (5 ~ 15) μm，细胞核 1 个，呈长椭圆形，位于虫体前 1/3 中部；核前缘有 5 颗基体排列成环状的基体复合体，自此发出 4 根前鞭毛和 1 根后鞭毛。前鞭毛等长，向前游离；后鞭毛向后，同波动膜外缘相连，末端不游离。波动膜较短，通常不超过虫体长度的 1/2。轴柱 1 根，纵贯虫体中央，并从末端伸出体外。鞭毛、轴柱及细胞核均深染成紫红色，因制片时的机械损伤，伸出虫体外的鞭毛和轴柱可全然不见。

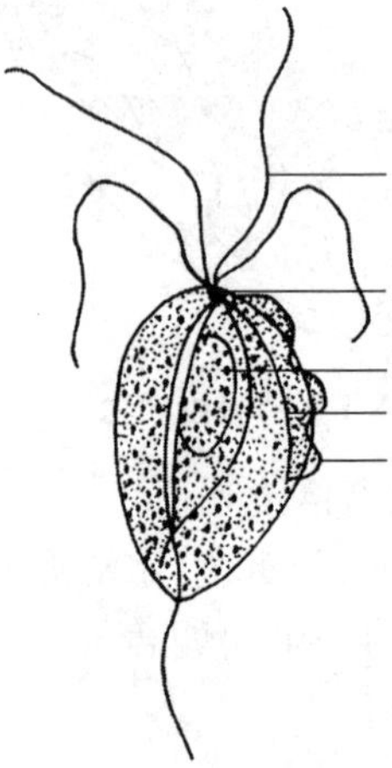

图 8-3　阴道毛滴虫

2. 阴道毛滴虫活体标本(高倍镜观察)

在适宜温度(25℃ ~30℃)下，可见虫体借助前鞭毛的摆动前进，并以波动膜的颤动做螺旋式运动，虫体伸缩力强，常可改变体形而通过障碍物。如虫体运动剧烈，不便于观察时，可加入 1∶10 血清 1 滴。

【复习题】

一、名词解释

1. 微尾型尾蚴
2. 阴道自净作用

二、填空题

1. 肺吸虫成虫生殖系统并列，即__________和__________并列于虫体中横线上，

__________个__________并列于虫体后1/3处。

2. 肺吸虫生活史中第一中间宿主是__________，第二中间宿主是__________和__________。

3. 肺吸虫病的主要病理变化过程分为__________、__________和__________。

4. 检查肺吸虫卵主要取材自患者的__________和__________。

5. 阴道毛滴虫__________寄生于女性的__________和__________、男性的__________和__________，可引起__________、__________和__________等。

6. *Trichomonas vaginalis* 的感染阶段是__________，致病阶段是__________，传播阶段是__________，主要是通过__________方式感染。

三、选择题

1. 卫氏并殖吸虫成虫的主要寄生部位是(　　)。
   A. 肠道　　B. 肺脏
   C. 血液　　D. 淋巴
   E. 肝脏

2. 人体感染肺吸虫有可能是因为(　　)。
   A. 吃溪蟹、淡水鱼，喝溪水　　B. 吃淡水虾、荸荠，喝溪水
   C. 吃川卷螺、溪蟹，喝溪水　　D. 吃溪蟹、蝲蛄，喝溪水
   E. 以上均是

3. 卫氏并殖吸虫的第一中间宿主是(　　)。
   A. 赤豆螺　　B. 川卷螺
   C. 扁卷螺　　D. 拟钉螺
   E. 钉螺

4. *Paragonimus westermani* 的第二中间宿主是(　　)。
   A. 溪蟹和蝲蛄　　B. 淡水鱼和虾
   C. 淡水螺类　　D. 海鱼
   E. 水生植物

5. 卫氏并殖吸虫的感染阶段为(　　)。
   A. egg　　B. miracidium
   C. redia　　D. cercariae
   E. metacercaria

6. 卫氏并殖吸虫生活史中犬、虎、狼为(　　)。
   A. 第一中间宿主　　B. 第二中间宿主
   C. 保虫宿主　　D. 转续宿主
   E. 以上均是

7. 卫氏并殖吸虫病的传染源为(　　)。
   A. 患者　　B. 带虫者

C. 虎、狼　　D. 猫、犬
E. 以上均是

8. 预防卫氏并殖吸虫感染的关键是(　　)。
A. 加强粪便管理
B. 加强卫生宣传教育,不生食或半生食溪蟹、蝲蛄
C. 禁止随地吐痰
D. 治疗患者,捕杀病兽
E. 消灭川卷螺

9. 卫氏并殖吸虫病患者的症状有(　　)。
A. 咳嗽、咳痰　　B. 腹痛、腹泻
C. 头痛、癫痫　　D. 皮下包块
E. 以上均是

10. 卫氏并殖吸虫病的病原学诊断方法是(　　)。
A. 痰液查成虫　　B. 粪便查成虫
C. 痰液和粪便查虫卵　　D. 尿液查虫卵
E. 十二指肠液查虫卵

11. 卫氏并殖吸虫对人体主要致病阶段是(　　)。
A. 成虫和童虫　　B. 仅成虫
C. 仅童虫　　D. 囊蚴
E. 虫卵

12. 卫氏并殖吸虫的生活史中野猪、鸡、兔等动物可作为(　　)。
A. definitive host　　B. intermediate host
C. reservoir host　　D. transport host
E. immune compromised host

13. 阴道毛滴虫的感染阶段是(　　)。
A. 滋养体　　B. 包囊
C. 鞭毛体　　D. 卵囊
E. 子孢子

14. 阴道毛滴虫的感染方式是(　　)。
A. 经口　　B. 经皮肤
C. 直接或间接接触　　D. 经媒介昆虫
E. 经胎盘

15. 下列不是阴道毛滴虫寄生的部位的是(　　)。
A. 人体消化道　　B. 女性阴道
C. 女性尿道　　D. 男性尿道
E. 男性前列腺

16. 下列不属于阴道毛滴虫的形态特征的是(　　)。
A. 滋养体呈梨形或椭圆形　　B. 显微镜观察可呈水滴状
C. 无色透明　　D. 具 4 根前鞭毛及 1 根后鞭毛
E. 后鞭毛紧贴波动膜外缘至虫体末端

17. 阴道毛滴虫检查方法不正确的是(　　)。
A. 生理盐水涂片法　　B. 涂片后染色
C. 粪便涂片　　D. 尿沉渣涂片
E. 前列腺分泌物涂片

18. 阴道毛滴虫常用病原学检查方法是(　　)。
A. 生理盐水涂片法　　B. 动物接种法
C. 骨髓穿刺检查　　D. 碘液涂片法
E. 厚薄血膜涂片法

19. 在滴虫性阴道炎的防治措施中,下列与此无关的是(　　)。
A. 治疗患者和带虫者　　B. 口服药物为甲硝唑
C. 注意饮食卫生　　D. 注意个人卫生及经期卫生
E. 改进公共卫生设施

四、问答题

1. 试列表比较姜片虫、肝吸虫、日本血吸虫和肺吸虫的生活史。
2. 简述肺吸虫病的临床表现类型。
3. 简述卫氏并殖吸虫对人体的致病机制。
4. 滴虫性阴道炎是如何引起的?
5. 寄生于人体的鞭毛虫主要有哪些种类?写出其寄生部位。

【参考答案】

一、名词解释

1. 微尾型尾蚴:肺吸虫尾蚴,吸虫的尾蚴由尾部和体部组成,根据其尾部的特征分类,尾部呈小球状的尾蚴称为微尾型尾蚴。

2. 阴道自净作用:健康女性的阴道内,由于乳酸杆菌的作用,阴道上皮细胞内糖原被酵解,产生乳酸,使阴道维持一种酸性环境,pH 值在 3.8 ~4.4 之间,这种酸性环境可抑制滴虫及细菌的生长繁殖。

二、填空题

1. 卵巢、子宫,2、睾丸。
2. 川卷螺,溪蟹、蝲蛄。
3. 脓肿期、囊肿期、纤维疤痕期。

4. 痰液、粪便。

5. 滋养体,阴道、尿道,尿道、前列腺,阴道炎、尿道炎、前列腺炎。

6. 滋养体,滋养体,滋养体,接触。

三、选择题

1. B　2. D　3. B　4. A　5. E　6. C　7. E　8. B　9. E　10. C
11. A　12. D　13. A　14. C　15. A　16. E　17. C　18. A　19. C

四、问答题

1. 姜片虫、肝吸虫、日本血吸虫和肺吸虫的生活史比较

鉴别点	姜片虫	肝吸虫	日本血吸虫	肺吸虫
寄生部位	小肠	肝胆管	门脉－肠系膜静脉	肺部
感染阶段	囊蚴	囊蚴	尾蚴	囊蚴
感染方式	经口	经口	经皮肤	经口
第一中间宿主	扁卷螺	淡水螺	钉螺	川卷螺
第二中间宿主(或植物媒介)	菱角、茭白、荸荠	淡水鱼、虾	无	溪蟹、蝲蛄
幼虫时期	毛蚴、胞蚴、母雷蚴、子雷蚴、尾蚴、囊蚴	毛蚴、胞蚴、雷蚴、尾蚴、囊蚴	毛蚴、母胞蚴、子胞蚴、尾蚴	毛蚴、胞蚴、母雷蚴、子雷蚴、尾蚴、囊蚴
保虫宿主	猪	猫	牛	犬

2. 肺吸虫病的临床分型包括:① 胸肺型:虫体在肺部移行和寄生,出现胸痛、咳嗽、咳铁锈色痰等,最常见;② 皮下型:虫体在皮下组织游走和寄生,出现皮下游走性包块或结节,以腹壁、胸壁多见;③ 腹型:虫体在腹腔内脏器间移行,出现腹痛、腹泻、大便带血等,约占病例的1/3;④ 肝型:虫体在肝脏内移行和寄生,出现肝大、肝区痛、肝功能损害等,以儿童病例中多见;⑤ 脑型:虫体进入颅腔和大脑,出现头痛、头晕、偏瘫、视力障碍、癫痫等。有些患者可几型同时出现。

3. 肺吸虫的致病机制主要是由于童虫和成虫在器官组织内寄生、移行或窜扰造成机械性损伤及其分泌、排泄的代谢产物引起免疫损伤。病变分三期:① 脓肿期:虫体入侵后在组织中移行造成隧道状损伤出血,虫体停留后破坏组织形成穴窟状病灶,此时周围组织反应尚不明显;② 囊肿期:穴窟病变周围出现炎症反应,组织坏死液化,其内含夏科－雷登结晶,周围为肉芽组织及纤维囊壁,内有大量虫卵,并可找到成虫。虫体有游走的习性,常从囊肿内游走到周围组织,形成新囊肿;③ 纤维瘢痕期:在虫体死亡或游走他处后,囊肿内容物逐渐被吸收,虫卵死亡钙化,囊壁增厚纤维化。

4. 滴虫性阴道炎是由阴道毛滴虫侵入阴道而发病。直接感染:经性交传播;间接感染:经公共浴池、浴盆、浴巾、游泳池、厕所、衣物、器械及敷料等途径传播。对于滴虫,任何人都

有可能被感染,而那些阴道酸碱度有改变或免疫力低下的人群则更易感染。感染滴虫后患者能自愈者极少,即使治愈,还可以再感染。滴虫病的传染源是那些带虫者和被污染的物体。另外,家庭成员间互用洗浴盆、医源性交叉感染,也是导致滴虫间接传播的原因。

5. 寄生于人体的鞭毛虫主要有六种:① 杜氏利什曼原虫:肝、脾、骨髓、淋巴结的单核巨噬细胞;② 蓝氏贾第鞭毛虫:小肠;③ 阴道毛滴虫:女性阴道、尿道,男性尿道、前列腺;④ 人毛滴虫:盲肠和结肠;⑤ 口腔毛滴虫:口腔;⑥ 脆弱双核阿米巴:小肠。

(朱 宏 陈盛霞)

第二篇

综合性实验

实验九　粪便及肛门周围检查

【引言】

粪便及肛门周围检查常见方法有虫体检查法、直接涂片法、碘液染色法、改良加藤厚涂片法、饱和盐水浮聚法、自然沉淀法、离心沉淀法、尼龙绢筛集卵法、钩蚴培养法、毛蚴孵化法、铁苏木素染色法、三色染色法、改良抗酸染色法、透明胶纸法和棉签拭子法等。

粪便及肛门周围检查可用于肠道寄生的以及非肠道寄生但有虫期经肠道排出的蠕虫(包括虫卵和/或幼虫和/或成虫等)和原虫生活史各期。常见寄生虫有蛔虫、钩虫、鞭虫、蛲虫、姜片虫、肝吸虫、血吸虫、猪带绦虫、牛带绦虫、微小膜壳绦虫、缩小膜壳绦虫、溶组织内阿米巴、蓝氏贾第鞭毛虫、结肠小袋纤毛虫和隐孢子虫等。

粪便及肛门周围检查适用于临床怀疑寄生虫感染而需要通过检查粪便和/或肛门周围的寄生虫来诊断和/或鉴别诊断的患者。根据患者的临床症状和体征、流行病学史、上述检查方法的适用范围,选择一种或一种以上的检查方法,用于患者粪便标本以及肛门周围的检查,为临床医生对患者做出明确的诊断提供依据。

【实验目的】

掌握虫体检查法、直接涂片法、碘液染色法、改良加藤厚涂片法、饱和盐水浮聚法、自然沉淀法、离心沉淀法、尼龙绢筛集卵法、钩蚴培养法、毛蚴孵化法、铁苏木素染色法、三色染色法、改良抗酸染色法、透明胶纸法和棉签拭子法的原理、操作方法、适用范围、注意事项,熟悉其优缺点、标本采集和预处理方法。

【实验标本、试剂、器材】

1. 标本:临床采集的疑似寄生虫感染者的粪便或需做肛门周围寄生虫检查的患者。

2. 试剂:清水、生理盐水、碘液、甘油－孔雀绿溶液、饱和盐水、冷开水、去氯水、苏木精染色液、肖氏固定液、70%碘乙醇、2%铁明矾溶液、三色染色液、乙醇、2.5%碘乙醇、酸乙醇、二甲苯、中性树胶,石炭酸复红染色液、10%硫酸溶液和0.2%孔雀绿等。

3. 器材:沉淀杯(或锥形量杯)、60目铜筛、玻棒、大玻璃皿、载玻片、盖玻片、竹签、显微镜、放大镜、亲水性玻璃纸、100目金属筛网(或尼龙绢)、聚丙乙烯定量板(大小为40 mm×30 mm×1.37 mm,膜孔为8 mm ×4 mm)、刮棒、压板、温箱、浮聚杯、滴管、离心管、离心机、搪瓷杯、污物缸、120目和260目尼龙筛或尼龙袋、试管、滤纸、剪刀、三角烧瓶、带光源的恒温箱、透明胶纸、棉签等。

【实验内容】

一、虫体检查法

检查随粪便排出的虫体,可以确诊某些寄生虫病。在感染者未经治疗的情况下,某些肠道蠕虫也可随粪便排出,例如猪带绦虫和牛带绦虫的孕节,儿童腹泻时可排出蛲虫成虫,衰老的蛔虫也可随粪便排出。检查驱虫后粪便中的蠕虫成虫,可直接判断驱治肠道蠕虫的疗效和鉴定虫种。

原理:粪便中排出的虫体有些很大,如蛔虫成虫、带绦虫孕节等,可以肉眼观察、借助放大镜或解剖镜进行鉴定。

操作步骤:

1. 收集虫体　根据虫体的大小,常用拣虫法、淘虫法或冲洗过筛法收集粪便中的虫体。

(1) 拣虫法:用镊子或竹签挑出粪便中的虫体。主要用于肉眼可见的大型蠕虫,如收集蛔虫、姜片虫成虫、带绦虫成虫或孕节等。

注意:动作要轻巧,挑出的虫体置大玻璃皿内,清洗后置生理盐水中检查。细长的虫体要特别小心,勿使头颈断落丢失。过硬的粪块,可用生理盐水融化后再拣虫。

(2) 淘虫法:将收集的粪便加清水搅拌成糊状,转置于沉淀杯(或锥形量杯),加水至满。静置 20 min 后倾去上层粪水,再加水至满,如此反复数次,直至上层液体澄清为止,弃上清液,将沉渣倒入大玻璃皿内,下衬黑纸检查虫体。本法用于收集小型蠕虫,如钩虫、蛲虫、鞭虫、微小膜壳绦虫等。

注意:水洗的时间不宜太长,以防虫体胀裂。

(3) 冲洗过筛法:将调成糊状的粪便倒入 60 目铜筛中,用清水反复冲洗筛上的粪渣,直至冲出清水为止。取筛内粪渣置大玻璃皿内,加少许生理盐水,下衬黑纸检查虫体。本法适用于收集小型蠕虫,也可用于收集带绦虫成虫。

注意:水冲不能过猛,时间不宜过长。

2. 检查和鉴定虫体　可用直接观察法和压片法等鉴别虫种。

(1) 直接观察法:肉眼、放大镜或在解剖显微镜下观察虫体大小、形状、颜色及活动情况,结合临床症状和体征等综合判定,达到诊断或初步诊断的目的。

(2) 压片法:本法适用于检查猪、牛带绦虫孕节。将检出的孕节用清水洗净后置两张载玻片之间,轻压,玻片两端用橡皮筋绕紧,然后对光观察子宫分支数目,鉴定虫种。也可用结核菌素注射器抽取墨汁或卡红液,从孕节子宫主干处后端徐徐注入,待侧枝充满墨汁或染液后,以清水冲去多余染液再做压片检查。

注意:① 送检的节片若已干,可用清水泡软后检查;② 检查时需戴手套,所用器械要严格消毒,勿使虫卵污染其他地方。使用过的玻璃器皿必须放入来苏溶液中浸泡 30 min 后,再煮沸消毒,手套应焚烧。

上述各法收集的虫种,如需保存,可于观察后置 70% 乙醇或 10% 福尔马林中。若上述方法未能确定虫种,可将虫体染色制片后进一步鉴定。

二、直接涂片法

直接涂片法是最常见的寄生虫检查方法,不仅可以用于粪便,也可以用于人体其他分泌物中的蠕虫卵(图9-1)、幼虫和原虫滋养体等检查。该法操作简单快速,适用范围广,对活的虫期更是不可少的检验手段。但由于取粪量少,对各种寄生虫检出率不高。每份粪便连续检查涂片3张,可提高检出率。

原理:生理盐水可使粪便中虫卵、幼虫、原虫滋养体等的形态保持完整,便于显微镜下观察。

操作步骤:取一张洁净无油污的载玻片,于玻片中间滴加1滴生理盐水,用竹签挑取火柴头大小的粪便与生理盐水混匀。把粪液涂成边缘整齐的椭圆形粪膜,盖上盖玻片,置于显微镜下检查。

注意:① 涂片厚薄以能透过粪膜看清载玻片下面的印刷体字迹为宜(图9-2左);② 粪便中如有脓血,应取此部分做涂片;③ 粪膜约占玻片的2/3,粪便不要接近玻片边缘,避免污染载物台及手指;④ 注意防止干燥,必要时再滴加生理盐水;⑤ 镜检时,先用低倍镜按顺序检查;发现可疑虫卵或虫体时,再换用高倍镜加以鉴别;检查时应从左至右、从上至下看完全片(图9-3);⑥ 为了鉴别原虫(阿米巴、阴道毛滴虫)的滋养体,需观察虫体的运动,注意保温,或将制好标本的载玻片在酒精灯火焰上迅速来回数次略加温后镜下观察。

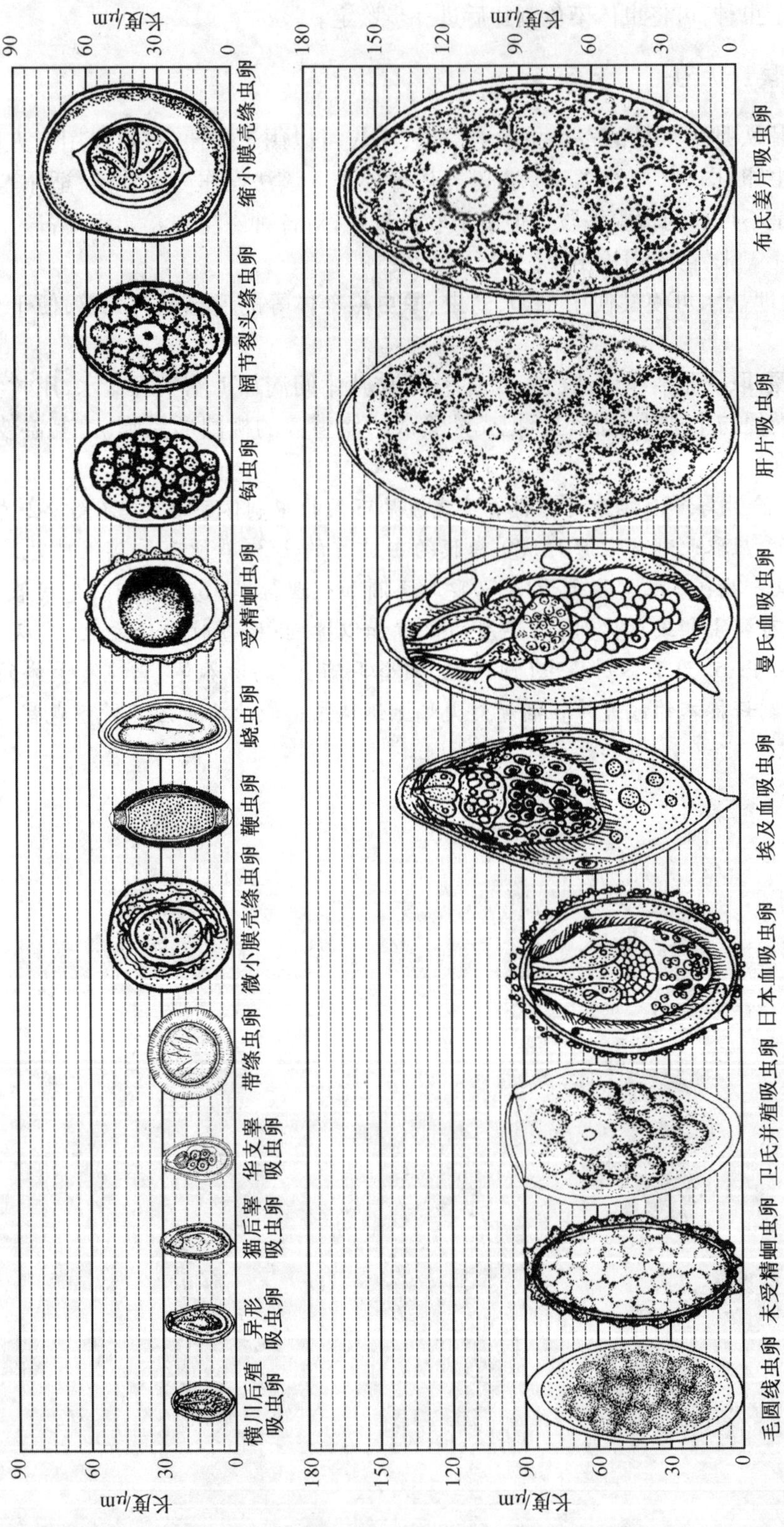

图 9-1　常见人体寄生蠕虫虫卵的形态及大小区别

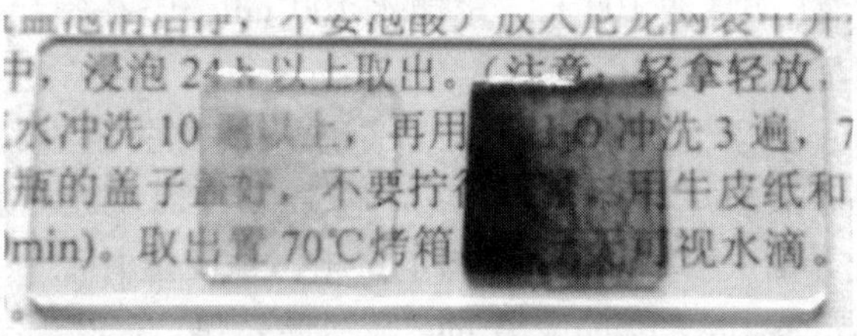

左:直接涂片法;右:碘液染色法

图 9-2　直接涂片法及碘液染色法

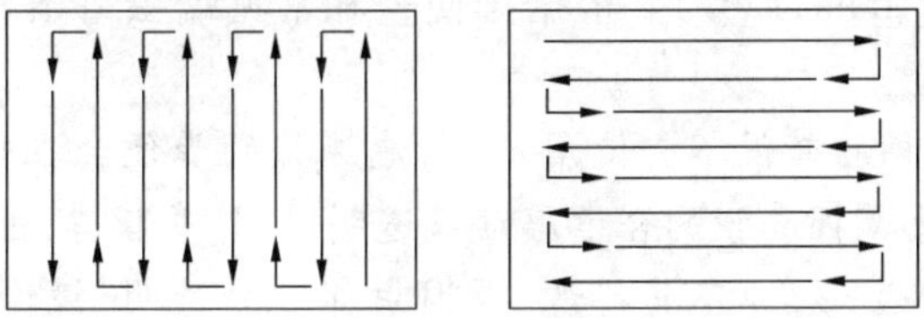

图 9-3　涂片显微镜检查方法

三、碘液染色法

碘液染色法主要用于粪便原虫包囊的检查。该方法简便,常见肠道原虫包囊经碘液染色后可以分辨出包囊的核、拟染色体和糖原泡的结构,但该法无法配合使用油镜观察包囊细微结构,不易鉴别虫种。

原理:生理盐水直接涂片法无法分辨原虫包囊的核、拟染色体、糖原泡等,用碘液染色才能显示。

操作步骤:该方法操作步骤与直接涂片法基本相同,仅以 1 滴卢戈氏碘液代替生理盐水,加盖玻片后在高倍镜下观察。或在生理盐水直接涂片上加盖玻片,然后从盖玻片一侧滴加 1 滴碘液,待碘液渗入后再观察。标本中的阿米巴、贾第虫等原虫包囊经碘液染色后呈黄色或浅棕色,糖原泡为棕红色,囊壁、胞核和拟染色体不着色。

在检查粪便中的原虫时,通常推荐在同一张载玻片上,一侧做生理盐水直接涂片,一侧做碘液染色涂片,分别检查原虫的滋养体和包囊(图 9-2)。

注意:① 所滴加碘液不宜太多、太浓,否则粪便凝成团块,包囊折光性降低,不利于观察;② 使用碘液染色时应注意原虫滋养体遇碘液后会迅速崩解,因此碘液染色法只能用于包囊的检查,而原虫包囊一般多存在于患者成形粪便中。

四、改良加藤厚涂片法

改良加藤厚涂片法又称厚涂片透明法或定量透明法,是一种常用的粪便浓集法,适用于定性筛查或定量计数各种蠕虫卵。

原理:用粪便做定性或定量厚涂片,增加视野中虫卵的数量,甘油可使粪便透明,便于光线透过,镜检虫卵。孔雀绿使视野光线柔和,减少眼睛的疲劳。

操作步骤:检查前需预先制备亲水玻璃纸。将大块玻璃纸裁剪成 30 mm×22 mm 大小,浸于甘油－孔雀绿溶液(纯甘油 100 mL,蒸馏水 100 mL,3% 孔雀绿水溶液 1 mL)中至少 24 h,直至玻璃纸浸透呈绿色即可。

定性时,取约 50 mg 已用 100 目金属筛网(或尼龙绢)除去粗渣的粪便,置于载玻片上。定量时,定量板先紧贴于载玻片上,将筛网(或尼龙袋)覆在粪便标本上,刮取从筛孔溢出的粪便,填满定量板模孔并刮去多余部分,掀起定量板。以浸透甘油－孔雀绿溶液的玻璃纸覆盖于粪样,轻压,使粪便铺成 25 mm×20 mm 椭圆形粪膜,置 30 ℃～37 ℃温箱中半小时或25℃约 1 h 镜检虫卵。定量计数虫卵时,顺序观察并记录粪样中的全部虫卵,将虫卵数乘以 24,再乘以粪便性状系数(成形便 1,半成形便 1.5,软湿便 2,粥样便 3,水样便 4),即为每克粪便虫卵数(eggs per gram, EPG)。根据排便量和常见蠕虫每条雌虫每天的排卵数计算出感染度(虫荷)。

注意:① 过硬和过稀的粪便不宜使用本法,泡沫状的粪便会在玻璃纸下形成许多微小气泡,妨碍镜检;② 注意掌握粪膜的合适厚度及透明时间,粪膜厚,透明时间短,虫卵难以发现,透明时间过长,虫卵变形,亦不易辨认,或因虫卵过分透明,镜检时易遗漏;③经透明处理后的虫卵形态与直接粪便观察到的虫卵有较大差异,注意鉴别。

五、饱和盐水浮聚法

饱和盐水浮聚法适用于检查线虫卵及微小膜壳绦虫卵,以检查钩虫卵、鞭虫卵效果最好。不适用于检查吸虫卵及原虫包囊,应用范围不够广。

原理:饱和盐水的密度($\rho>1.20$ g/mL)大于钩虫和鞭虫等常见线虫卵的密度,使其能够浮聚于液面,借以提高检出率。

操作步骤:配制饱和盐水时,可在 1000 mL 蒸馏水中加 375～400 g 食盐,加热助其溶解即可。检查时用竹签挑取 1 g 黄豆大小粪便,置于浮聚杯内,先加少量饱和盐水,用竹签调成糊状,再继续滴加饱和盐水至杯口,以略高于杯口而不外溢为度。取洁净载玻片盖于杯口,静置约 15 min 后将载玻片提起并迅速翻转,但勿使水滴掉落,盖上盖玻片,置于显微镜下检查(图 9-4)。

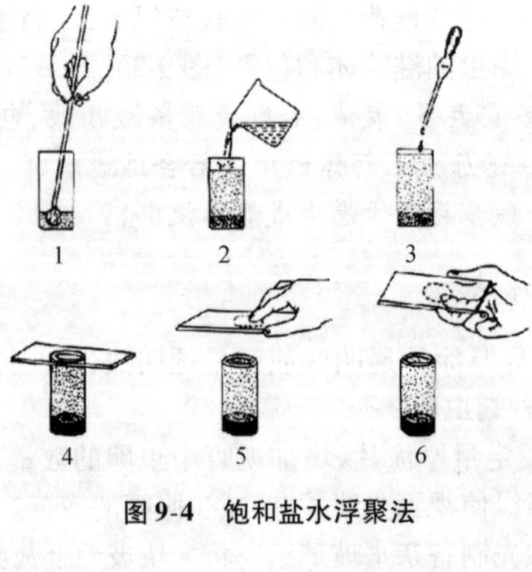

图 9-4 饱和盐水浮聚法

注意:① 调粪浆时所加饱和盐水要少,粪便务必调匀,如有上浮的粗大粪渣须挑出弃去;② 将载玻片盖在杯口上时,不可留有气泡;③ 注意掌握时间,时间不够,影响检出率,时间过长,钩虫卵易变形;④ 翻转玻片速度不宜过快,防止粪液甩落他处。

六、自然沉淀法

自然沉淀法亦称水洗沉淀法或静置沉淀法。适用于粪便各种蠕虫卵和幼虫、原虫包囊的检查,尤其适用于血吸虫卵等有盖虫卵。本法是传统的集卵方法,经几次水洗沉淀,虫卵和包囊仍保持活力,可浓集较多的粪便标本。其不足在于操作繁琐、费时、费水,浓集包囊和虫卵的效果一般低于浮聚法。

原理:粪便中的蠕虫卵和原虫包囊密度一般较水大,水中的虫卵和包囊会自然下沉从而达到浓集的目的。并且经过水洗后,可以除去粪便中悬浮的碎屑和细菌,视野更为清晰,能有效地提高检出率。

操作步骤:检查时用竹签挑取 20 ~ 30 g 粪便,置于搪瓷杯中加少量水调成糊状,再加水稀释,经 60 目铜筛过滤至 500 mL 沉淀杯中,沉淀杯中加满水静置 25 ~ 30 min,弃去上液,重新加满清水,每隔 15 ~ 20 min 换水 1 次,如此沉淀 3 ~ 4 次,直至上层液体清晰为止,然后倾去上清液,取少量沉渣涂片镜检(图 9-5,1 ~ 6)。

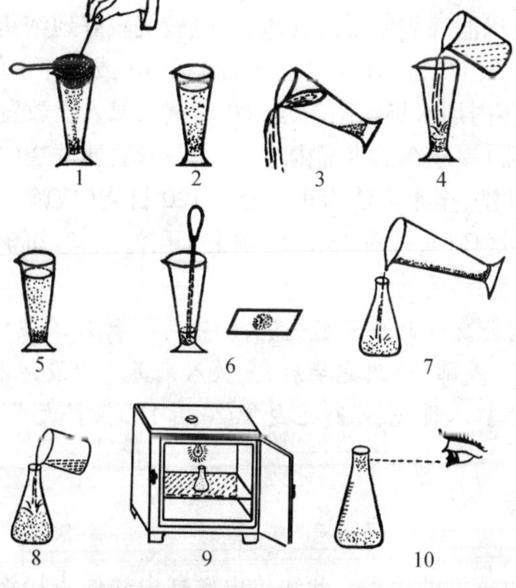

图 9-5 自然沉淀法及毛蚴孵化法

注意:① 过滤前尽量将粪便搅成糊状粪浆,筛网上的粪渣应用水充分冲洗;② 注意沉淀时间,如沉淀日本血吸虫卵时,应缩短沉淀时间,或用 5% NaOH 溶液代替清水,以免毛蚴从虫卵中孵化。钩虫卵和原虫包囊比重较小,短时间内很难完全沉淀,应适当延长沉淀的时间,如钩虫卵沉淀需要 1 h 以上,包囊沉淀需要 6 h;③ 换水时注意手法,宜 1 次倾倒完上清,避免沉渣浮起,虫卵或包囊随上清流失;④ 查原虫包囊时需滴加碘液染色。

七、离心沉淀法

原理:离心沉淀法适用于粪便、尿液、十二指肠液和脑脊液等排泄分泌物中蠕虫卵、幼虫和原虫包囊的检查。本法检查原理与自然沉淀法相似,但离心机的离心力可以使虫卵、幼虫和包囊的沉淀速度明显高于自然沉淀法,适用于临床快速检查。

操作步骤:检查时取学生自行收集的人粪便、猪粪便、大鼠和小鼠粪便、野猫以及感染血吸虫家兔粪便 5 g 左右,加水捣碎调匀,经 60 目筛网过滤至离心管中,以 1 500 ~ 2 000 r/min 离心 2 min,倒去上液再加入清水,离心沉淀,如此反复 3 ~ 4 次,直至上液澄清为止,弃去上液,取沉渣镜检。

注意:粪便标本在使用本法检查前应尽量搅成糊状,粪便以外的其他排泄物和分泌物一般不需要过滤,直接离心沉淀,或根据其性状,加入适量的水或生理盐水后离心沉淀。

八、尼龙绢筛集卵法

尼龙绢筛集卵法主要用于浓集血吸虫卵,集卵速度较快,用水少,虫卵损失少,尼龙袋便于携带,适合于大范围普查时应用。若选择合适大小的尼龙绢筛,亦可用此法浓集原虫的包囊、卵囊等。

原理:本法中使用的 2 个尼龙绢筛的孔径分别略大于和略小于日本血吸虫卵直径,因此 2 个尼龙绢筛配合使用可以滤除粪便中的粪渣,并能较快较好地浓集粪便中的血吸虫卵。

操作步骤:将 120 目和 260 目的尼龙袋(或筛)内外(或上下)套在一起。取粪便 30 g(约鸡蛋大小)放入搪瓷杯内加水捣碎调匀,经 60 目铜筛滤入已放置好的尼龙袋(或筛)内。将内、外 2 个尼龙袋(或筛)一起在清水桶内缓慢上下提动,滤洗袋(或筛)内粪液,亦可在自来水莲蓬状喷头下缓慢冲洗,至水澄清为止。弃去 120 目袋(或筛)内粪便,将 260 目袋(或筛)中粪便全部洗入锥形量杯内,静置 15 min,倾去上层滤液,吸沉渣镜检,或做血吸虫毛蚴孵化。

注意:① 使用本法淘洗粪便时应用水缓洗,切不可用竹片或玻棒等在尼龙袋(或筛)内搅拌或挤压;② 当尼龙袋(或筛)使用完毕后,先放入来苏水中浸泡消毒 30 min,再用清水冲洗,不能刷洗或搓洗,忌用热水烫洗,以防尼龙袋(或筛)孔径扩大或缩小,清水洗净后,晾干保存。

九、钩蚴培养法

钩蚴培养法用于钩虫感染的检查。此法检出率高出粪便直接涂片法 7 倍,也高于饱和盐水浮聚法,但操作较烦琐。本法可鉴别虫种,也可为研究药物对各种钩虫的驱虫效果、指导治疗及流行病学调查提供依据。

原理:钩虫卵在温暖、潮湿的适宜条件下,经一定时间的孵育可孵出幼虫,感染性幼虫具有向湿性的特点,可利用此特点将幼虫集中于水中,并借助形态特点来鉴别虫种。

操作步骤:取 1 个 10 cm 长的洁净试管,加入冷开水 1 ~ 2 mL,将滤纸剪成 1.4 cm × 6.0 cm的"T"形纸条,对折成一角度,取粪便 0.2 ~ 0.4 g,均匀地涂在纸条中段。将纸条插入试管，下端浸入水中，但不接触水底，同时注意勿使粪膜浸入水中。置25℃～30℃环境中培养，3～5天后用肉眼或放大镜检查管底部水中有无乳白色做蛇形运动的钩蚴。也可用吸管吸出滴于载玻片上，并加盖玻片，在显微镜下观察（图9-6）。

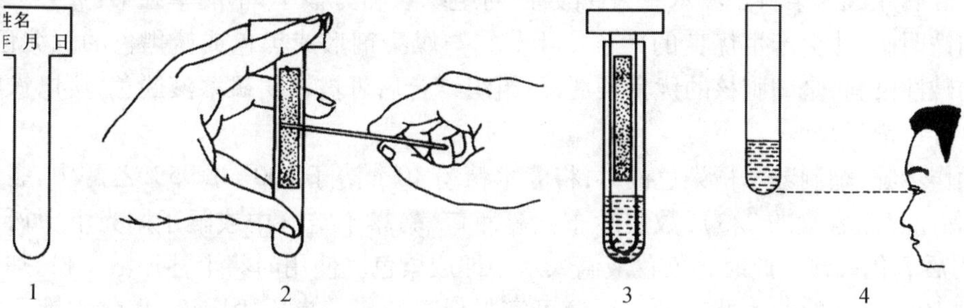

图9-6　钩蚴培养法

注意：① 在滤纸上涂粪膜时，应厚薄适中，以免粪便落入水中；② 试管中所加的水量应适中，既不能浸没粪膜，又不能使滤纸干燥，以免影响虫体孵化，每天应观察结果并加水；③ 注意虫体与其类似物的鉴别。

十、毛蚴孵化法

毛蚴孵化法用于诊断血吸虫病，查到毛蚴表明患者体内有活的血吸虫，是血吸虫病病原学检查中最常用的方法，检出率比自然沉淀法高。但操作较繁、费时，且需检查者有观察和鉴别毛蚴的经验，对于粪便中虫卵较少的患者，有时需多次检查才能查见毛蚴。如果疑似血吸虫病患者，粪便直接涂片或自然沉淀法无法查到血吸虫卵，可以使用毛蚴孵化法进行检查。

原理：成熟血吸虫卵中的毛蚴，在干净的水中、一定的温度和光照下，从卵内孵化出来，在三角烧瓶瓶颈部做直线运动，易于观察。

操作步骤：取经自然沉淀法未找到血吸虫卵的粪便沉渣，全部倒入500 mL三角烧瓶内，加清水至瓶颈处，置20℃～30℃下进行孵化。在2、4、6、8、12、24 h进行观察（肉眼或放大镜），看有无毛蚴孵出（图9-5，7～10）。毛蚴孵化的最适宜温度为25℃～28℃，一般1～2 h即可孵出，4～6 h孵出最多，10 ℃以下很少孵出。

注意：① 粪便必须新鲜，如不新鲜或粪便量过少都可影响检出率；② 孵化用水必须是清水，适宜的酸碱度为pH 7.2～7.6，如含盐分或余氯过多或含氮均影响孵化。当气温达25℃以上时，为防止毛蚴在水洗沉淀过程中孵出，可用1%～1.2%的盐水代替清水，以抑制毛蚴的孵化，但最后一次换水，必须更换清水；③ 操作过程中应防止互相污染，所有器材应反复清洗，并用沸水浸泡杀卵；④ 注意与水中小虫鉴别，毛蚴为针尖大小，长圆形、折光、大小一致，常在离水面1～4 cm处做直线游动，碰壁才转向。

十一、铁苏木素染色法

铁苏木素染色法用于阿米巴、蓝氏贾第鞭毛虫、结肠小袋纤毛虫滋养体和包囊的检查和鉴定。铁苏木素染色标本可保存数十年,已沿用了一个多世纪,改进的方法很多,此法是其中之一,比经典方法大大缩短了操作时间,但手续仍较繁,需时仍较长,且需一定的经验。

原理:苏木精是从植物苏木中提取的天然染料,本身并无染色作用,经氧化变成弱酸性的苏木红后才成为染料。苏木红为弱酸性,对组织亲和力很小,不能单独染色,必须加入媒染剂如铁明矾,才会产生优良的染色作用。它与媒染剂形成黑色或蓝黑色的沉淀色素,作用如同碱性染料,是细胞核的优良染剂,与组织结合后可被铁明矾溶液脱色,所以铁明矾同时又是分色剂。

操作步骤:配制苏木精染色液时,将苏木精粉 10 g 溶于 100 mL 95% 乙醇中,装入大口瓶内(勿超过瓶容量的 2/3),数层纱布扎裹瓶口,暴露于空气中或晒于阳光下,每日振摇,6 ~ 8 周后氧化成熟。此时将染色液滴入水中即成紫色。使用时将上述原液 1 份,加蒸馏水 19 份,配成 0.5% 的苏木精染液。原液可密封保存数年。肖氏固定液:氧化汞饱和水溶液 66 mL,95% 乙醇 33 mL,冰乙酸 5 mL,混合即可。70% 碘乙醇:70% 乙醇中加入碘酒,呈红葡萄酒色即可。

用竹签在粪便不同部位挑取少许样品,在洁净的载玻片上涂成均匀的薄粪膜,立即放入 60℃ 的肖氏固定液固定 2 min。依次将标本放入 70% 碘乙醇、70% 乙醇、50% 乙醇中各 2 min,流水冲洗 2 min。置于 40℃ 的 2% 铁明矾溶液中 2 min,流水冲洗 2 min。放入 0.5% 苏木精染色液中染色 2 min,流水冲洗 2 min。置于 2% 铁明矾溶液(不加热)中脱色 3 min,脱色时应不时在显微镜下观察(注意勿让标本干燥),至细胞核结构清晰为止。流水冲洗 10 ~ 15 min,标本呈现蓝色,依次将标本放入 70%、80%、90%、95% 及 100% 乙醇中各脱色 2 min,二甲苯中透明 3 ~ 5 min 后,用中性树胶封片。

染色后,原虫呈蓝灰色,核膜、染色质粒、核仁、拟染色体及溶组织内阿米巴大滋养体内所含红细胞呈蓝黑色,包囊内的糖原泡呈空泡状。

注意:掌握脱色程度是决定染色效果的关键。

十二、三色染色法

三色染色技术通常用于粪便中溶组织内阿米巴、结肠内阿米巴、蓝氏贾第鞭毛虫等肠道原虫滋养体和包囊的染色鉴定。该法操作较繁琐,但虫体结构清晰,容易鉴别虫种。

原理:含肠道原虫的粪便涂片经三色染液染色后,虫体的核及其他结构染成不同的颜色,易于与粪便中的杂质相区别。

操作步骤:配制三色染色液时,首先在 1 mL 冰乙酸中加入变色酸 2R 0.6 g,亮绿 0.15 g,固绿 0.15 g,磷钨酸 0.7 g,将此混合物在室温中静置 15 ~ 60 min,以待染液成熟,加入 100 mL蒸馏水摇匀。2.5% 碘乙醇:碘片 2.5 g,碘化钾 5 g,加入 70% 乙醇 100 mL。酸乙醇:10 mL 95% 乙醇加 1 滴冰乙酸。

常规制备粪便涂片,立即放于肖氏固定液中固定 10 min 以上,1 h 效果最佳;如将肖氏固定液加温到 60℃,则固定 2 min 即可。依次置 70% 乙醇内 1 ~ 5 min、2.5 % 碘乙醇内 1 ~ 5 min,再置于 70% 乙醇 2 次,每次 2 ~ 5 min,50% 乙醇内放 1 ~ 5 min 后水洗。三色染色液染色 2 ~ 30 min。置酸乙醇中 2 ~ 3 s(使色调更鲜艳明亮)。100% 乙醇中洗数次,以去酸。

再置于100%乙醇中2次，每次2～5 min。二甲苯透明1～5 min，中性树胶及簿盖玻片封片。

显微镜油镜下观察，背景呈绿色。虫体的胞质和核的染色质与类染色质呈绿色以至紫色，其他胞内物呈红色或紫红色。

注意：① 好的染液应是紫红色或黑色，陈旧的染液比新配制染液的红色着色力弱而绿色着色力较强；② 涂片后的标本应趁湿固定，涂片不能太厚，以免影响分色效果。

十三、改良抗酸染色法

改良抗酸染色法适用于隐孢子虫卵囊的染色。本法操作简单，但粪便中非特异性物可被染成致密的红色颗粒。

原理：粪便标本中的隐孢子虫卵囊经石炭酸复红和孔雀绿染色后，呈现出有结构的玫瑰红色，可与粪便中的其他染成玫瑰红色的杂质相鉴别。

操作步骤：配制石炭酸复红染色液时，先在少量蒸馏水中加入碱性复红4 g和95%乙醇20 mL，充分混匀后加入80 mL蒸馏水，再加入石炭酸8 mL，不停搅拌直至碱性复红完全溶解，最后定容至100 mL，如果溶解困难可加热助其溶解。配制10%硫酸溶液时需向90 mL蒸馏水中徐徐加入纯硫酸10 mL，并且边加边搅拌防止硫酸爆沸。配制0.2%孔雀绿工作液时，在100 mL蒸馏水中加入孔雀绿0.2 g，加热溶解。

常规制作粪便涂片。染色时，滴加石炭酸复红染色液10 min后水洗，滴加10%硫酸溶液5 min后水洗，滴加0.2%孔雀绿工作液1 min后水洗，干后置油镜下检查。

经改良抗酸染色后，标本背景为蓝绿色，卵囊壁不着色，囊内子孢子为排列不规则、多形态的玫瑰红色。

注意：硫酸脱色时应充分，孔雀绿染色时间不宜过长。

十四、透明胶纸法

透明胶纸法适用于检查蛲虫卵、带绦虫卵以及蠕形螨，操作方便，但不适于收集虫卵或虫体。

原理：蛲虫雌虫有夜间在肛门周围产卵的习性，带绦虫孕节从肛门排出和主动逸出时会将虫卵黏附于肛周皮肤上，皮肤毛囊和皮脂腺寄生的蠕形螨夜间会自行爬出，这些都可能被透明胶纸粘贴。

操作步骤：

检查蛲虫卵和带绦虫卵时，取约6 cm×2 cm的透明胶纸贴在载玻片上，胶纸一端贴一标签，写上受检者姓名或编号。检查时将胶纸揭起2/3～3/4，将有胶的一面在肛周皱褶皮肤处粘贴，然后再贴回载玻片，置显微镜下检查。

检查蠕形螨，取大小为5 cm×1.2 cm透明胶纸贴在载玻片上，栽玻片一端贴上标签，写上受检者姓名和编号。晚上临睡前洗净颜面部或躯体皮肤怀疑有蠕形螨寄生的任一部位（常见颊部、额部、鼻部等），将透明胶纸贴于被检皮肤上，次日早晨取下，贴于载玻片中央，在显微镜下镜检蠕形螨成虫、幼虫或虫卵。

注意：① 本法中用于检查的透明胶纸黏性应足够好；② 将透明胶纸贴于载玻片时应尽量贴平整，如气泡过多会妨碍镜检，此时可揭起胶带，滴加 1～2 滴二甲苯，使胶带平展后再镜检；③ 蛲虫卵的检查时间最好在清晨排便前进行；④ 操作后要消毒并洗干净双手，以防感染。

十五、棉签拭子法

棉签拭子法适用于检查蛲虫卵和带绦虫卵。该法与透明胶纸法检出率相近，但操作较繁琐。

原理：利用湿棉签对肛周虫卵的黏附作用，将肛周虫卵收集后再进行检查。

操作步骤：使用本法检查时，先以生理盐水浸湿的棉签拭纸（挤去多余的生理盐水）擦拭受检者肛周皮肤，再将棉签拭子上的拭取物涂布于载玻片上，加盖玻片镜检。如需进一步浓集虫卵，也可将棉签拭子放入盛有生理盐水的试管中荡洗，离心沉淀后取沉渣镜检。或将棉签拭子在盛有饱和盐水的浮聚杯中荡洗，加饱和盐水至满，按饱和盐水浮聚法操作检查。

注意：① 检查时，要充分暴露受检者会阴部皮肤皱褶；② 检查蛲虫卵应在清晨排便前进行；③ 检查者要注意防止被感染，检查后用具要消毒。

【注意事项】

1. 送检粪便应新鲜，以自然排出的粪便为佳。盛标本的容器要清洁、干燥、密封，防止水、尿、药品的污染。
2. 送检粪量一般为 5～10 g，若做自然沉淀、血吸虫毛蚴孵化，则粪量应不少于 30 g，若检查成虫，需留取 24 h 粪便。
3. 标本要及时检查，如查原虫滋养体，宜在粪便排出后半小时内进行。若不能立即检查，则应将标本保存于 4℃ 冰箱内，或将部分标本用固定液固定。
4. 应注意粪便的颜色、性状，有无黏液、脓液、血液等，并记录。
5. 粪便中的酵母菌、白细胞（或脓细胞）、巨噬细胞、上皮细胞、脂肪滴、气泡、植物细胞及纤维等易与原虫包囊、滋养体、虫卵、幼虫等混淆，应注意区别（图 9-7）。
6. 检查过程中应避免粪便污染环境，检查后要彻底消毒用具，将余下粪便进行处理。

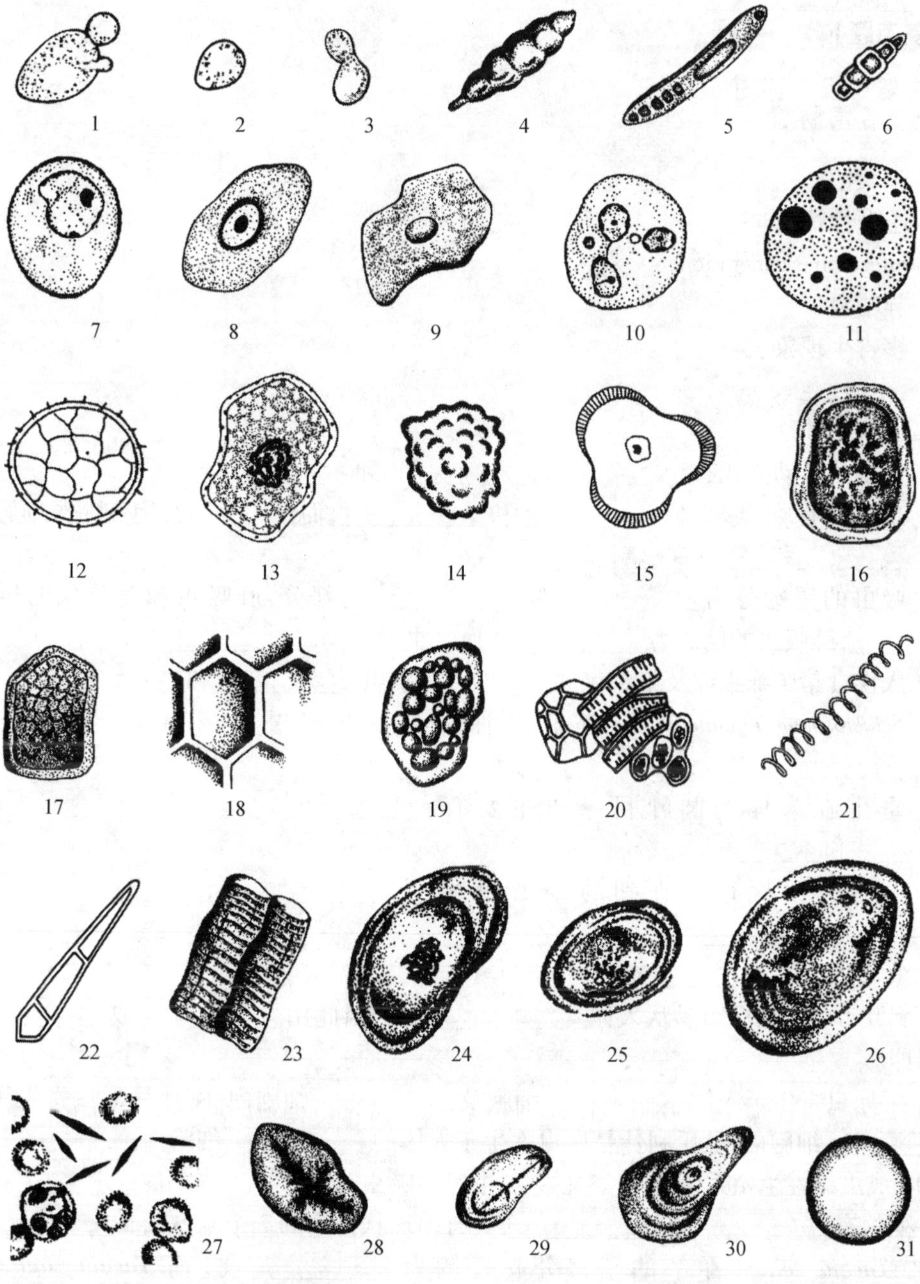

1～3—酿酒酵母；4～6—真菌孢子；7～9—上皮细胞；10—多核白细胞；11—变性巨噬细胞；12～16—花粉颗粒；17～20—植物细胞；21—植物螺旋管；22—植物毛；23—肌纤维；24～26—纤维体；27—夏科-雷登结晶；28～30—淀粉颗粒；31—脂肪滴

图9-7　粪便中常见寄生虫类似物

【复习题】

一、名词解释

1. 浮聚法
2. 土源性蠕虫
3. alternative generation
4. 异嗜症
5. 多寄生现象

二、填空题

1. 原虫的运动方式有__________、__________和__________。

2. 虫卵含毛蚴的吸虫是__________和__________,而虫卵含卵细胞和卵黄细胞的吸虫是__________和__________。

3. 吸虫的尾蚴分为__________和__________两部分,肝吸虫和姜片虫的尾蚴属__________,肺吸虫的尾蚴为__________,血吸虫的尾蚴属__________。

4. 人误食猪带绦虫卵及细粒棘球绦虫卵可分别患__________和__________。

5. *Schistosoma japonicum* 与其他三种吸虫的生活史主要不同点是__________、__________。

6. 寄生在人体的圆叶目绦虫主要有__________、__________、__________、__________和__________。

7. 人体粪便检查可查到的蠕虫卵有__________、__________、__________、__________、__________、__________、__________、__________、__________和__________等。

8. 肥胖带绦虫的孕节易从人体__________逸出,因此用__________或__________可查到虫卵。

9. 疟原虫寄生于人体__________细胞及__________细胞内,刚地弓形虫寄生于人体的__________细胞内,杜氏利什曼原虫寄生于人体的__________细胞内。

10. 成虫雄性生殖系统 2 个睾丸左右并列的吸虫为__________和__________,睾丸前后排列的有__________和__________,具有串珠状排列的 7 个睾丸的是__________。

11. *Taenia solium* 孕节的子宫分支每侧为__________支,而 *Taenia saginata* 为__________支。

12. 蠕虫的生活史可分为__________型和__________型两大类。

13. 通过性接触而传播的寄生虫有__________和__________。

14. 感染期为虫卵的人体寄生虫有__________、__________、__________、__________、__________和__________等。

15. 成虫寄生于消化道，但营养主要为血液的寄生虫是__________，成虫寄生于血管，而其致病作用主要是虫卵引起的寄生虫是__________。

16. 成虫寄生于肠道，但不在肠内排卵的寄生虫是__________，成虫不在肠内寄生，但虫卵却随粪便排出的寄生虫是__________、__________、__________。

17. 在血管、淋巴管和肝胆管内寄生的蠕虫分别是__________、__________、__________。

18. 饮用江河、小溪、水塘等的生水，可能感染的吸虫有__________、__________和__________。

三、选择题

1. 对疑似 *Ascaris lumbricoides* 感染者首选的检查方法是（　　）。
   A. 饱和盐水浮聚法　　B. 直接涂片法
   C. 透明胶纸法　　D. 离心沉淀法
   E. 自然沉淀法
2. 鞭虫病最常用的实验诊断方法为（　　）。
   A. 直接涂片法　　B. 免疫诊断法
   C. 肠黏膜活检　　D. 透明胶纸法
   E. 饱和盐水浮聚法
3. 蛲虫感染的首选诊断方法是（　　）。
   A. 直接涂片法　　B. 饱和盐水浮聚法
   C. 水洗沉淀法　　D. 肛门拭子法
   E. 免疫学方法
4. 确认钩虫病最常用、阳性率高的方法是（　　）。
   A. 饱和盐水浮聚法　　B. 直接涂片法
   C. 自然沉淀法　　D. 肛门拭子法
   E. 十二指肠引流法
5. 从患者胆汁引流中能查到华支睾吸虫的（　　）。
   A. 虫卵　　B. 毛蚴
   C. 胞蚴　　D. 尾蚴
   E. 囊蚴
6. 姜片虫病的病原学诊断方法是（　　）。
   A. 厚血膜涂片法　　B. 间接血凝试验
   C. 痰液涂片检查　　D. 改良加藤厚涂片法
   E. 肛门拭子法
7. 姜片虫病患者的粪便中可查到姜片虫的（　　）。
   A. 虫卵　　B. 毛蚴
   C. 雷蚴　　D. 尾蚴
   E. 囊蚴

8. 适用于卫氏并殖吸虫病的病原学检查方法是(　　)。
A. 痰液查虫卵　B. 十二指肠液引流检查
C. 酶联免疫吸附试验　D. 外周血涂片
E. 胸部 CT
9. 下列能够在水中孵出毛蚴的虫卵是(　　)。
A. 钩虫卵　B. 日本血吸虫卵
C. 蛔虫卵　D. 蛲虫卵
E. 鞭虫卵
10. 慢性血吸虫病患者粪检中不易查见虫卵的原因是(　　)。
A. 虫卵钙化　B. 成虫死亡
C. 肠蠕动减弱　D. 虫卵沉积在血管和肝脏内
E. 肠壁组织纤维化
11. 确认带绦虫病的最佳诊断方法是(　　)。
A. 粪便直接涂片法　B. 饱和盐水浮聚法
C. 水洗沉淀法　D. 检查孕节子宫侧支数
E. 免疫学诊断
12. 检查 *Entamoeba histolytica* 包囊的方法是(　　)。
A. 碘液染色法　B. 饱和盐水浮聚法
C. 离心沉淀法　D. 生理盐水涂片法
E. 厚薄血膜涂片法
13. 可能检出溶组织内阿米巴包囊的标本是(　　)。
A. 成形粪便　B. 脓血黏液便
C. 肝脓肿穿刺液　D. 脓血痰液
E. 肺脓肿穿刺液
14. 改良抗酸染色法用于检查(　　)。
A. 溶组织内阿米巴　B. 贾第虫
C. 阴道毛滴虫　D. 隐孢子虫
E. 结肠内阿米巴
15. 隐孢子虫感染的病原学诊断通常是粪便检查(　　)。
A. 卵囊　B. 滋养体
C. 包囊　D. 配子体
E. 裂殖体
16. 隐孢子虫卵囊经改良抗酸染色后呈(　　)。
A. 蓝绿色　B. 黄色
C. 不着色　D. 玫瑰红色
E. 黑色

17. 下列原虫生活史中只有滋养体的是(　　)。
A. 蓝氏贾第鞭毛虫　　B. 溶组织内阿米巴
C. 杜氏利什曼原虫　　D. 阴道毛滴虫
E. 结肠内阿米巴

18. 人体感染下列寄生虫可出现生殖系统症状的是(　　)。
A. 杜氏利什曼原虫　　B. 蓝氏贾第鞭毛虫
C. 溶组织内阿米巴　　D. 结肠内阿米巴
E. 阴道毛滴虫

19. 蛔虫卵的形态与其他线虫卵主要不同是(　　)。
A. 椭圆形　　B. 卵壳透明
C. 卵内含幼虫　　D. 呈棕黄色
E. 有明显的凹凸不平的蛋白质膜

20. 幼虫必须经过宿主循环系统和呼吸系统移行后再在肠道定居的线虫有(　　)。
A. 似蚓蛔线虫、毛首鞭形线虫　　B. 似蚓蛔线虫、蠕形住肠线虫
C. 似蚓蛔线虫、钩虫　　D. 似蚓蛔线虫、旋毛形线虫
E. 钩虫、毛首鞭形线虫

21. 寄生虫学及检验教学内容与下列不直接相关的是(　　)。
A. 形态结构　　B. 致病
C. 流行病　　D. 消毒隔离
E. 生活史

22. 能引起脑寄生虫病的寄生虫为(　　)。
A. 肺吸虫、血吸虫　　B. 蛔虫、猪带绦虫
C. 肝吸虫、丝虫　　D. 旋毛虫、肺吸虫
E. 鞭虫、钩虫

23. 幼虫期可侵犯人体肺部的寄生虫有(　　)。
A. 日本血吸虫、旋毛虫、蛔虫　　B. 钩虫、肺吸虫、日本血吸虫
C. 姜片虫、蛲虫、蛔虫　　D. 钩虫、蛔虫、蛲虫
E. 蛔虫、鞭虫、肝吸虫

24. 饱和盐水浮聚法检查效果最好的虫卵是(　　)。
A. 蛔虫卵　　B. 钩虫卵
C. 鞭虫卵　　D. 华支睾吸虫卵
E. 卫氏并殖吸虫卵

25. 自然沉淀法检查效果较差的为(　　)。
A. 蛔虫卵　　B. 鞭虫卵
C. 钩虫卵　　D. 肺吸虫卵
E. 布氏姜片虫卵

26. 下列不是加藤厚涂片法检查肠道蠕虫卵的优点的是(　　)。
A. 制好涂片即可观察　　B. 可换算每克粪便内虫卵数
C. 室温25℃可检出　　D. 粪渣透明的速度与温度有关
E. 世界卫生组织推荐的标准方法

27. 下列不是涂片粪检寄生虫的要求的是(　　)。
A. 粪便必须新鲜　　B. 盛装容器要清洁干燥
C. 送全量粪便　　D. 防止尿液等污染
E. 保温和及时送检

28. 下列检查蠕虫卵的方法不正确是(　　)。
A. 在洁净载玻片中加生理盐水1～2滴
B. 用竹签或牙签挑取火柴头大小粪便(约2 mg)均匀涂成粪膜
C. 其厚度以透过粪膜能看清印刷字迹为宜
D. 先用低倍镜镜检
E. 换成高倍镜时不加盖玻片

29. 为提高直接涂片找蠕虫卵的阳性率,采取的简单方法是(　　)。
A. 连续同时做厚片和薄片　　B. 用大玻片代替小玻片
C. 做3张不同部位粪涂片　　D. 做2张涂片
E. 做6张涂片

四、问答题

1. 试比较蛔虫受精卵、未受精卵和含蚴卵的形态特征。
2. 人体弓形虫的感染方式有哪些?
3. 我国经节肢动物叮咬而感染的寄生虫有哪些?分别写出其感染期。
4. 哪些吸虫不寄生于肠道,但可在粪便中检查到虫卵?为什么?
5. 简述假叶目与圆叶目绦虫形态的主要区别点。
6. 人是如何感染囊虫的?临床上常见的囊虫病有哪些类型?
7. 人粪便处理不当可造成哪些寄生虫病的流行?简述其流行原因。
8. 试述饱和盐水浮聚法的原理、操作步骤、注意事项和适用范围。
9. 简述临床患者粪便标本的寄生虫病原学诊断思路。

【参考答案】

一、名词解释

1. 浮聚法:是浓集法中的一种,利用溶液的比重大于要检查的虫卵,从而使虫卵上浮于液面上层,取上层液体检查即可。

2. 土源性蠕虫:完成生活史不需要中间宿主的蠕虫,虫卵或幼虫在外界环境中发育为感染期后直接感染人。

3. alternative generation：世代交替，有些寄生虫完成一代生活史需要同时经历无性生殖和有性生殖交替出现的发育。

4. 异嗜症：少数钩虫患者出现的喜食生米、瓦片、泥土、煤渣、破布等异常行为称为异嗜症。可能因患者严重贫血引起，补充铁剂后此症状可消失。

5. 多寄生现象：人体同时感染两种或两种以上寄生虫的现象称为多寄生现象。

二、填空题

1. 伪足运动、鞭毛运动、纤毛运动。

2. 肝吸虫、血吸虫，姜片虫、肺吸虫。

3. 体部、尾部，单尾型，微尾型，叉尾型。

4. 囊虫病（囊尾蚴病）、包虫病（棘球蚴病）。

5. 感染期：血吸虫是尾蚴，其他吸虫是囊蚴；感染方式：血吸虫是经皮肤，其他吸虫是经口。

6. 猪带绦虫、牛带绦虫、细粒棘球绦虫、微小膜壳绦虫、缩小膜壳绦虫。

7. 蛔虫卵、鞭虫卵、钩虫卵、肝吸虫卵、姜片虫卵、肺吸虫卵、日本血吸虫卵、带绦虫卵、微小膜壳绦虫卵、缩小膜壳绦虫卵。

8. 主动，透明胶纸法、棉签拭子法。

9. 肝、红，有核，单核巨噬。

10. 肺吸虫、斯氏并殖吸虫，肝吸虫、姜片虫，血吸虫。

11. 7～13，15～30。

12. 直接、间接。

13. 阴道毛滴虫、耻阴虱。

14. 蛔虫、鞭虫、蛲虫、猪带绦虫、细粒棘球绦虫、微小膜壳绦虫。

15. 钩虫，日本血吸虫。

16. 蛲虫，肝吸虫、肺吸虫、日本血吸虫。

17. 日本血吸虫、丝虫、肝吸虫。

18. 肝吸虫、肺吸虫、姜片虫。

三、选择题

1. B	2. E	3. D	4. A	5. A	6. D	7. A	8. A	9. B	10. E
11. D	12. A	13. A	14. D	15. A	16. D	17. D	18. E	19. E	20. C
21. D	22. A	23. B	24. B	25. C	26. A	27. C	28. E	29. C	

四、问答题

1. 受精蛔虫卵：大小为（45～75）μm×（35～50）μm，宽椭圆形，棕黄色，卵壳厚，内含物为卵细胞，凹凸不平的蛋白质膜厚薄均匀。未受精蛔虫卵：大小为（88～94）μm×（39～44）μm，长椭圆形，棕黄色，卵壳薄，内含物为大小不等的卵黄颗粒，凹凸不平的蛋白质膜厚薄不均。含蚴卵：内含物为幼虫，余同受精蛔虫卵。

2. ① 经口感染：误食生或半生的含弓形虫的肉及肉制品、蛋、奶等，卵囊通过饮水、瓜果蔬菜、污染的食物、蝇或蟑螂携带传播；② 经胎盘感染：怀孕妇女传给胎儿；③ 输血或器官移植感染：弓形虫感染的供体经输血或器官移植传播给受体；④ 经损伤的皮肤黏膜接触滋养体而感染。

3. ① 丝虫：丝状蚴；② 杜氏利什曼原虫：鞭毛体（前鞭毛体）；③ 疟原虫：子孢子。

4. ① 肝吸虫：肝吸虫成虫寄生于肝胆管，产出的虫卵随胆汁进入肠道，从而随粪便排出；② 肺吸虫：肺吸虫成虫寄生于肺部，导致肺脓肿，引起咳嗽、咳痰，虫卵就随痰液排出，咽痰者虫卵进入消化道，随粪便排出；③ 血吸虫：成虫寄生于门脉－肠系膜静脉，产出的虫卵随血流沉积于肝脏和结肠，结肠壁虫卵内的成熟毛蚴释放可溶性虫卵抗原，引起虫卵周围的组织炎症坏死，在血管内压、腹内压和肠蠕动的共同作用下，虫卵随坏死的组织落入肠腔，随粪便排出。

5. 假叶目与圆叶目绦虫形态的主要区别点

区别点	假叶目	圆叶目
固着器官	2 个吸槽	4 个吸盘
卵黄腺	滤泡状，散布于节片	团块状，位于卵巢之后
生殖孔	节片中部	节片侧面
子宫	盘旋状	分支状
虫卵	有卵盖	无卵盖
成节与孕节	形态相同	形态迥异
生活史	2 个中间宿主	1 个或无中间宿主

6. 人体感染囊虫病的方式有三种：① 自体内重复感染，体内有成虫寄生时，因恶心、呕吐，虫卵及孕节随肠内容物返流入胃，经消化液作用，六钩蚴孵出，引起自身囊虫病；② 自体外重复感染，体内有成虫寄生，排出的虫卵污染手指或食物，误食后引起自身囊虫病；③ 异体感染：误食他人排出的虫卵而感染。

临床上囊虫病常见分为三型：① 皮下及肌肉囊虫病；② 脑囊虫病，可分为癫痫型、高颅压型、脑膜炎型、精神障碍型、运动障碍型等五型；③ 眼囊虫病。

7. 粪便处理不当可造成蛔虫病、鞭虫病、钩虫病、肝吸虫病、姜片虫病、肺吸虫病、血吸虫病、猪带绦虫病、猪囊虫病、牛带绦虫病、微小膜壳绦虫病、缩小膜壳绦虫病、阿米巴痢疾、蓝氏贾第虫病、隐孢子虫病、结肠小袋纤毛虫病等寄生虫病的流行。

流行原因：① 蛔虫、鞭虫和钩虫的虫卵随粪便排出后，在外界环境中发育为感染期虫卵或幼虫，经口或皮肤感染人；② 肝吸虫、姜片虫、肺吸虫和血吸虫的虫卵随粪便排出后，在水中经中间宿主发育为囊蚴或尾蚴，经口或皮肤感染人；③ 猪带绦虫和微小膜壳绦虫的虫卵或孕节随粪便排出后，经口直接感染人；④ 猪带绦虫、牛带绦虫、微小膜壳绦虫和缩小膜壳绦虫的虫卵随粪便排出后，被中间宿主吞食，人误食含感染阶段幼虫的中间宿主而感染；

⑤ 溶组织内阿米巴、蓝氏贾第鞭毛虫、结肠小袋纤毛虫和隐孢子虫的包囊或卵囊随粪便排出后，污染饮水、瓜果蔬菜或食物等，经口感染人。

8. 饱和盐水浮聚法的原理：利用饱和盐水的比重（1.20）大于线虫卵的比重，使其浮聚于液面，借以提高检出率。

操作步骤：取黄豆大小粪便约 1 g，置于浮聚杯内，加少量饱和盐水，用竹签调成粪浆，继续滴加饱和盐水至杯口，以略高于杯口而不外溢为度，取洁净载玻片盖于杯口，静止约 15 min 后将载玻片提起并迅速翻转，勿使水滴掉落，盖上盖玻片，置显微镜下检查。

注意事项：① 调粪浆时所加饱和盐水要少，粪便务必调匀，如有上浮的粗大粪渣须挑出弃去；② 将载玻片盖在杯口上时，不可留有气泡；③ 注意掌握浮聚时间，时间不够，影响检出率，时间过长，钩虫卵易变形；④ 翻片速度不宜过快，防止粪液甩落他处。

适用范围：饱和盐水浮聚法适用于检查线虫卵及微小膜壳绦虫卵，以检查钩虫卵、鞭虫卵效果最好，不适用于检查吸虫卵及原虫包囊。

9. 根据患者的临床症状体征、流行病学史（或医生的要求）以及粪便的性状，推断患者可能感染的寄生虫种类和粪便中可能的虫期，选择 1 种或 1 种以上的病原学方法检查粪便，方法应从简单到复杂、从快速到需时长。方法的选择原则是：① 粪便中见成虫或怀疑有成虫时，可选用虫体检查法；② 稀便、水样便或怀疑原虫感染时，先用直接涂片（注意保温）检查原虫的滋养体，阴性时，用三色染色法或改良抗酸染色法检查原虫的滋养体、包囊或卵囊；③ 成型便或怀疑有蠕虫卵、原虫包囊时，先用直接涂片法和碘液染色法同时检查，阴性时，采用浓集法（如改良加藤厚涂片法、饱和盐水浮聚法、自然沉淀法、离心沉淀法等 1 种或 1 种以上的方法）检查蠕虫虫卵，或铁苏木素染色或三色染色法检查原虫包囊；④ 怀疑蛲虫或带绦虫感染时，用透明胶纸法或棉签拭子法检查；⑤ 血便、黏液血便或脓血便时，用直接涂片查血吸虫卵和阿米巴滋养体（注意保温），也可涂片经铁苏木素染色或三色染色查阿米巴滋养体；⑥ 怀疑钩虫感染时，可用直接涂片法、饱和盐水浮聚法和/或钩蚴培养法检查；⑦ 怀疑血吸虫感染时，可用直接涂法片、尼龙绢筛集卵法和/或毛蚴孵化法检查。

（吴　亮　陈盛霞）

实验十　血液及骨髓检查

【引言】

血液检查通常用于疟原虫、丝虫等寄生虫感染的诊断，常用的检查方法有薄血膜法、厚血膜法、厚薄血膜同片制作法、溶血离心沉淀法、新鲜血滴法。血液检查理论上也可检测弓形虫滋养体、杜氏利什曼原虫利杜体等，但检出率很低。骨髓涂片法主要用于杜氏利什曼原虫感染的诊断。

根据患者的临床症状和体征、流行病学史、上述检查方法的适用范围，选择1种或1种以上的检查方法，用于患者血液及骨髓的检查，为临床医生对患者做出明确的诊断提供依据。

【实验目的】

掌握薄血膜法、厚血膜法、厚薄血膜同片制作法的操作步骤、适用范围、结果判断以及注意事项。熟悉溶血离心沉淀法、新鲜血滴法和骨髓涂片法的操作及适用范围。

【实验标本、试剂、器材】

1. 标本：临床采集的疑似寄生虫感染者的血液或骨髓标本，或需做血液或骨髓寄生虫检查的患者。

2. 试剂：甲醇、pH 7.0～7.2的PBS缓冲液、吉姆萨染液、瑞氏染液、75%乙醇棉球。

3. 器材：载玻片、盖玻片、离心管、离心机、显微镜。

【实验内容】

一、薄血膜法

此法主要用于疟原虫感染的诊断。由于制备薄血膜需要血液量少，因此通常采集末梢血。

原理：在人体血液中出现的疟原虫，经采血、制备薄血膜、染色后，镜下可鉴定其虫种或虫期。

操作步骤：

1. 采末梢血　以75%乙醇棉球擦拭耳垂或左手无名指，使用商品化的采血专用针采1小滴血。末梢采血时应避免用力挤压，否则易造成血液稀释或溶血。

2. 涂片制备薄血膜　取洁净的载玻片1张，贴上标签，在靠近标签处滴1小滴血（约2～3 μL），取另一张边缘光滑的载玻片作为推片，让其一端放在血滴之前，使之与载玻片成

30°~45°角，当血滴扩散至推片边缘时，适当用力一次向前推进，制成薄血膜。好的薄血膜，红细胞呈单层排列，既不重叠也不稀疏。

3. 晾干 室温自然晾干。

4. 固定 待血膜干燥后，在薄血膜上滴加几滴甲醇，使甲醇扩散至整个薄血膜。

5. 染色 将血片置于染色架上，进行吉姆萨染色或瑞氏染色。

(1) 吉姆萨染色：吉姆萨染色效果较瑞氏染色好，稀释过的染液有溶血和染色的双重作用，尤其是白细胞细胞核与疟原虫胞质和胞核结构分明，且血膜可以保存很长时间不褪色，因而在大批量血膜染色或供教学使用时常用此方法。

吉姆萨原液配制：将吉姆萨粉 1 g 放入研钵中，加少量甘油，充分研磨后将甘油(共 50 mL)全部加入，放置于 56℃温箱中 2 h，待粉剂溶解后加入甲醇 50 mL，混匀后即为吉姆萨原液，将配制好的染液密封保存在棕色瓶内(最好放于阴暗处保存)。使用时需过滤以去除染液中可能存在的颗粒。

染色时，滴加吉姆萨工作液[用 pH 7.0~7.2 的磷酸盐缓冲液按 1∶(15~20)稀释吉姆萨原液]使之覆盖整个血膜，染色 30 min(冬季温度低时，染色时间可适当延长；染液浓度高时，染色时间则可适当缩短)。

(2) 瑞氏染色：此方法操作简单，染色时间短(通常 3~5 min)，因染液中甲醇容易挥发，如掌握不当，容易在血膜上有染液颗粒沉淀，且标本容易褪色，保存时间较短，因而主要用于临床临时性诊断。

瑞氏染液配制：将瑞氏染液粉剂 0.2~0.5 g 放入研钵中，加少量甲醇(共 97 mL)，慢慢研磨使染料充分溶解，将溶解的液体倒入棕色瓶内，如有未溶解的颗粒，则加甲醇继续研磨，直至完全溶解为止，将所有染液收集于棕色瓶中，加 3 mL 甘油混匀保存备用。

染色时滴加瑞氏染液使其覆盖全部血膜，染色约 1 min 后，加等量蒸馏水或缓冲液，轻轻摇动玻片，使染液和缓冲液充分混合，继续染色 5 min 左右即可。

6. 冲洗 染色结束后以流水或缓冲液冲洗载玻片。

注意：水流不能对着血膜冲洗，冲洗前切勿倾去染液，否则血膜上容易有染液颗粒沉着，影响观察。

7. 晾干 室温自然干燥或吸水纸轻轻吸干。

8. 显微镜观察 先用低倍镜(10×10)浏览整个血膜，观察血膜制作情况以及染色效果，按一定的顺序移动推进器，选择涂片和染色均比较好的视野后，切换油镜(10×100)，在油镜下寻找是否有虫体，通常需要观察 200~300 个视野。如有，则根据虫体的特点和红细胞的改变来进行鉴别。红细胞通常呈粉红色；白细胞核呈紫蓝色；血小板直径 2~4 μm，无核，胞浆呈淡蓝色。疟原虫位于红细胞内，虫体胞质呈蓝色，胞核呈红色。

注意：① 推片时用力均匀，一次推成，不可停顿或反复推片，否则易造成血膜断裂或厚薄不均匀，如采血量多，夹角可以小些，反之，夹角宜大些；② 染色时染液量稍多些，防止因染色时间长，血膜上有染液颗粒沉积；③ 染液的 pH 值影响染色效果，如染液偏酸性，则血膜及虫体偏红色，如染液偏碱性，则血膜及虫体偏蓝色；④ 勿将成簇的血小板误认为间日疟原虫裂殖体，单个血小板附着于红细胞膜上，要注意与疟原虫滋养体鉴别；⑤ 选择合适的采血时间，可以提高疟原虫的检出率，如疑为恶性疟原虫感染，最好在发作开始时或发作期间采血，如疑为间日疟原虫或三日疟原虫感染，则应在发作后数小时至十余小时内采血。由于疟原虫在红细胞中的水平呈现波动性，因此在不同的时期采血，可能观察到不同的红细胞内期，尤其恶性疟原虫环状体以后各个阶段通常不出现在外周血中，因此恶性疟原虫最好在发作时采血，如果条件允许，最好在不同的时间多次采血以提高检出率。

二、厚血膜法

此法主要用于疟原虫、丝虫感染的诊断。

原理：在人体血液中出现的疟原虫和丝虫微丝蚴，经采血、制备厚血膜、染色后，镜下可鉴定其虫种或虫期。

操作步骤：

1. 采末梢血　同薄血膜法。疟原虫检测需血量 3 ~ 4 μL，丝虫微丝蚴检测需采 3 大滴血（约 60 μL）。

2. 涂片制备厚血膜　取洁净的载玻片 1 张，贴上标签备用。将血滴置于载玻片上，用推片的一角将血滴由中央向周围做螺旋状涂开。如疟原虫检查，则将 3 ~ 4 μL 的血液涂成直径约 0.8 cm 的圆形血膜；而微丝蚴检查则需将约 60 μL 的血液涂成 2.5 cm × 1.5 cm 的椭圆形血膜。

3. 晾干　室温自然晾干或以冷风吹干。

4. 溶血　待厚血膜完全干燥后，将其放置于清水或蒸馏水中，或在血膜上滴加清水或蒸馏水，待血膜变为灰白色即可。

5. 染色　同薄血膜法。

6. 冲洗　同薄血膜法。

7. 晾干　同薄血膜法。

8. 显微镜观察　先用低倍镜（10 × 10）浏览整个血膜，再切换高倍镜（10 × 40）和油镜（10 × 100）进一步观察是否有虫体。如果有，则根据虫体形态特征进行鉴别。

厚血膜中间日疟原虫环状体胞质常呈“感叹号”、“飞鸟”或“问号”状；大滋养体体积更大，胞质不规则、多分散断裂，胞核也较大但只有 1 个；裂殖体形态多呈不规则圆形或一串葡萄状，且可见染成红色或紫红色的多个胞核；配子体一般呈圆形或椭圆形，胞核常位于虫体一端或消失。恶性疟原虫环状体形态与间日疟原虫相似，但虫体更小，胞质纤细，且经常可见两个细胞核，虫体密度也远高于间日疟原虫；大滋养体和裂殖体在恶性疟原虫外周血涂片中很难见到；配子体通常呈腊肠形或新月形，胞核位于虫体中央。

厚血膜法是诊断丝虫病最常用的病原学方法，既可以浓集微丝蚴，又可以进行虫种鉴定和虫体定量。不同种类的丝虫微丝蚴可以从大小、体态、体核、头间隙、尾核等多个方面进行鉴别。

注意：① 厚血膜涂片较厚，理想的厚血膜约为薄血膜的 20 ~ 30 倍，如血膜太厚，则制备过程中容易脱落，血膜太薄，起不到浓集虫体的作用，从而降低检出率；② 血膜切不可加热干燥，否则易导致血红蛋白变性，溶血不彻底。③ 吉姆萨染液为低渗溶液，溶血与染色过程可以同时完成,因而用此方法染色,可以不先溶血。但为了防止有红细胞碎片或溶血不充分,染色前最好用清水或蒸馏水溶血,以获得更好的染色效果。如采用瑞氏染色,由于染液中含有甲醇,有固定血膜的作用,因此在染色之前必须进行溶血。④ 检查疟原虫时,厚血膜由于红细胞溶解,虫体形态改变(皱缩或变小),有些虫体染色比较浅淡,结构不太清楚,有时难以识别,有时需要与染液颗粒沉淀、白细胞碎片等相鉴别。⑤ 微丝蚴具有夜现周期性,如果怀疑为丝虫感染,则需注意采血时间,马来丝虫与班氏丝虫应在晚上9点至次晨2点采血。余同薄血膜法。

三、厚薄血膜同片制作法

此方法用于疟原虫的检测,集厚血膜与薄血膜检测的优点,可以提高检出率和检测的准确性,节约检测时间,提高检测效率。用此法检查疟原虫较好。

原理:在一张玻片上同时制作薄血膜和厚血膜,经染色后,可以鉴定疟原虫的虫种和虫期。

操作步骤:

用目测法将载玻片从左到右分为6等份,第1、2格用于贴标签,第3格用于制作厚血膜,而薄血膜涂于第4到第6格(图10-1)。在制作好的血膜两端用玻璃蜡笔各划一条竖线。其余操作步骤同薄血膜法和厚血膜法。

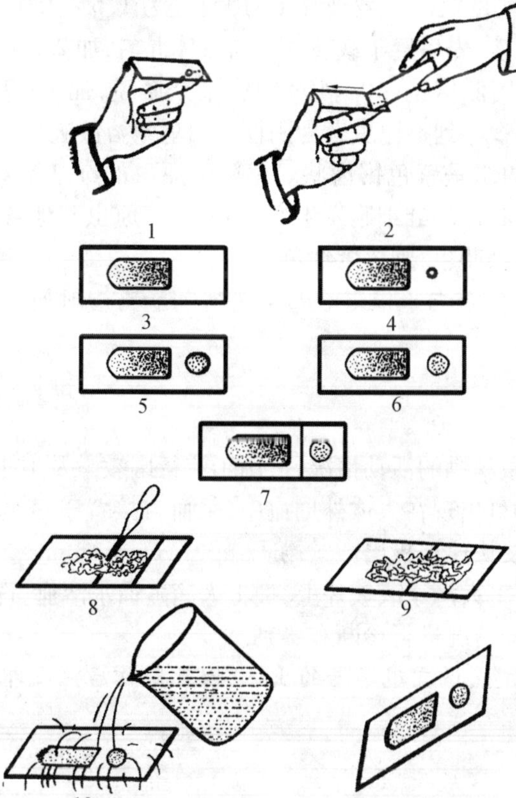

图10 1　厚薄血膜同片制作法

染色好的标本先用低倍镜（10×10）浏览整个血膜，加1～2滴镜油切换至油镜（10×100）观察。先观察厚血膜中是否有虫体。如果有，再切换至薄血膜，根据薄血膜中红细胞的改变和虫体的结构特点进行鉴别。

注意：① 厚、薄血膜间要用蜡笔划线分开，防止固定薄血膜的甲醇扩散至厚血膜；② 观察时注意染液颗粒、血小板等与虫体的鉴别。余同薄血膜法、厚血膜法。

四、溶血离心沉淀法

溶血离心沉淀法又称浓集湿血片染色法，不需要特殊的仪器设备，是基层医院快速、准确地诊断疟原虫感染的较好方法。

原理：白皂素破坏了正常红细胞，离心使疟原虫浓集于管底，经少量染液快速染色后，易于观察红细胞内疟原虫，提高了检出率。

操作步骤：

1. 采血　同前消毒后，采耳垂或指尖血1大滴（约20 μL），加入含1 mL 2∶10000的白皂素蒸馏水溶液的离心管中。

2. 离心　将离心管中的液体混匀后以1500～2000 r/min离心5 min后，轻轻吸去上清，底部沉渣混匀。

3. 染色　取1滴混匀的沉渣于载玻片上，用直径为1.5～2.0 mm的铁丝棒依次蘸取0.4%伊红液和吉姆萨原液，先后置于载玻片上与液体混匀，加22 mm×22 mm盖玻片。

4. 显微镜观察　先用低倍镜（10×10）浏览整个血膜，加1～2滴香柏油切换至油镜（10×100），镜检10 min查不到疟原虫者为阴性。白皂素溶液破坏了大部分正常的红细胞，少量未被破坏的红细胞边缘呈紫色锯齿状。感染疟原虫的红细胞对染料的吸附力比正常红细胞强，除少数感染环状体的红细胞发生变形外，含疟原虫其他各期的红细胞均不变形，且着色较深，疟原虫胞质染蓝色，胞核紫红色。

注意：试管内白皂素溶液与血液混合后放置时间和离心时间均不宜太长，否则易出现絮状物，影响结果观察。

五、新鲜血滴法

此法用于观察丝虫微丝蚴的活动情况，适用于流行区教学及卫生宣传活动。

原理：丝虫的微丝蚴可出现在人体外周血中，采血直接置于显微镜下观察活动的幼虫，丝虫感染较重时能够简便快速地检出微丝蚴。

操作步骤：取末梢血1大滴于载玻片上，加1大滴蒸馏水溶血，再加盖玻片后立即镜检。根据微丝蚴的大小及活动情况进行诊断和鉴别。

注意：此方法未经染色，适宜观察活的虫体，因此制作后应立即检测，否则虫体死亡后难以诊断和鉴别。

六、骨髓涂片法

通过骨髓细胞学检验了解骨髓造血功能及其病理变化，是血液病诊断、鉴别诊断、疗效观察、判断预后的主要检测手段。在寄生虫病诊断中主要用于利什曼原虫无鞭毛体（利杜体）的检查，也可查获弓形虫滋养体。

原理：杜氏利什曼原虫利杜体可寄生于骨髓的巨噬细胞内，经骨髓穿刺涂片染色后，可以查获虫体。

操作步骤：

1. 取材　以胸骨或髂骨等扁平骨采集骨髓，通常做髂骨穿刺。患者侧卧，取髂后上棘，消毒局部皮肤，铺无菌孔巾。在穿刺点用1%普鲁卡因做皮肤、皮下、骨膜麻醉。将穿刺针向骨面垂直刺入，当针头接触骨质后，将穿刺针左右转动，缓缓钻入骨质，当感到阻力减少且穿刺针已固定在骨内为止。拔出针芯，接上无菌干燥的10 mL注射器，适当用力抽吸，即有少量红色骨髓液进入注射器，常规检查吸取0.2 mL左右骨髓液。将注射器及穿刺针迅速拔出，在穿刺位置盖以消毒纱布，按压1～2 min后，胶布固定30～40 min。

2. 涂片　方法同薄血膜的制作。将骨髓液1滴滴于载玻片的一端，左手持载玻片，右手将推片的一边放在骨髓液前方并接触骨髓液，骨髓液沿推片边缘散开，将推片与载玻片保持30°～45°角，平稳地向前推片。

3. 固定　甲醇固定骨髓片。

4. 染色　采用吉姆萨染色法，余下操作同薄血膜法。

油镜下观察并识别骨髓巨噬细胞，在胞质中仔细寻找是否有利杜体或者散在细胞外的利杜体。

注意：① 骨髓涂片不宜太厚；② 如胞质中有虫体则应认真鉴别，避免与胞内寄生菌混淆。

【注意事项】

1. 制作血液和骨髓涂片的载玻片应预处理以去除油污（防止脱片）。将玻片放在95%乙醇或洗涤液中浸泡4 h以上，而后经自来水冲洗干净，蒸馏水洗涤2次，擦干或烤干后备用。

2. 涂片染色的血液和骨髓标本应采集后立即制片，制作好的涂片要存放妥当，自然晾干后尽早染色。

3. 检查寄生虫时，一般采集末梢血即可，特殊情况下也可采集静脉血，为保持红细胞形态，需加EDTA盐抗凝。

4. 检查寄生虫血片标本一般采用吉姆萨染色，临床上亦可用瑞氏染色或瑞－吉氏染色。

【复习题】

一、名词解释

1. 象皮肿
2. 带虫免疫

3. 生物源性蠕虫
4. 晚期血吸虫病
5. 子囊

二、填空题

1. 实验室诊断寄生虫感染的方法有________、________和________。其中________是确诊寄生虫感染的主要依据。

2. 可以引起患者贫血的寄生虫有________、________和________等。

3. *Plasmodium* 感染常用的病原学诊断方法是________。可以在外周血中检查到间日疟原虫的________、________、________和________ 4 个时期;而恶性疟原虫感染通常可以检查到________和________ 2 个时期。

4. 杜氏利什曼原虫感染常用的病原学诊断方法有________、________、________和________。其中________具有早期诊断价值,而________具有疗效考核价值。

5. 能够引起肝脾肿大的寄生虫有________、________、________等。

三、选择题

1. 丝虫感染最常用的病原学诊断方法为(　　)。
   A. 厚血膜法
   B. 薄血膜法
   C. 厚薄血膜同片制作法
   D. 新鲜血滴法
   E. 以上都不对

2. 外周血液涂片检查可能查到的寄生虫有(　　)。
   A. *Ancylostoma duodenale*
   B. *Trichomonas vaginalis*
   C. *Schistosoma japonicum*
   D. *Plasmodium vivax*
   E. *Paragonimus westermani*

3. 确诊杜氏利什曼原虫感染的依据是(　　)。
   A. 贫血
   B. 肝脏、脾脏和淋巴结肿大
   C. 发热
   D. 消瘦、乏力
   E. 骨髓涂片中查见利杜体

4. 需夜间检查诊断的寄生虫病是(　　)。
   A. 丝虫病
   B. 疟疾
   C. 旋毛虫病
   D. 血吸虫病
   E. 钩虫病

5. 对疑为黑热病的患者,首选的诊断方法是(　　)。
   A. 免疫学检查
   B. 外周血检查
   C. 骨髓穿刺检查
   D. 肝脏穿刺检查
   E. 淋巴结穿刺检查

6. 疟原虫感染的宿主免疫类型属于(　　)。

A. 消除性免疫　B. 天然免疫
C. 带虫免疫　D. 伴随免疫
E. 缺乏有效免疫

7. 诊断恶性疟原虫感染最适宜的采血时间是(　　)。

A. 发作时　B. 发作后数小时
C. 发作后 48 小时　D. 发作后一周
E. 发作后 10 天左右

8. 诊断间日疟原虫感染最适宜的时间是(　　)。

A. 发作之际　B. 发作后数小时至十余小时
C. 发作后 72 小时　D. 发作后一周
E. 发作后 10 天左右

9. 在血涂片上不可能出现的寄生虫是(　　)。

A. 疟原虫　B. 微丝蚴
C. 弓形虫　D. 隐孢子虫
E. 锥虫

10. 可通过胎盘传播的寄生虫有(　　)。

A. 杜氏利什曼原虫和疟原虫　B. 疟原虫和阿米巴
C. 弓形虫和疟原虫　D. 隐孢子虫和疟原虫
E. 卫氏并殖吸虫和弓形虫

四、问答题

1. 试述厚薄血膜同片制作法检查疟原虫的操作过程、优缺点和注意事项。
2. 血液中微丝蚴的检查方法有哪些?
3. 血液及骨髓检查常可确诊哪几种寄生虫感染?

【参考答案】

一、名词解释

1. 象皮肿:丝虫患者出现慢性阻塞性病变后,随着病情的发展,早期的压凹性水肿变为非压凹性水肿,局部皮肤及皮下组织显著增厚、弹性消失、变粗变硬,如象皮一样,称为象皮肿。

2. 带虫免疫:人体感染寄生虫后产生部分保护性免疫力,不足以清除体内的虫体,但却具有一定的抵御再感染的能力。如疟疾患者体内低密度的原虫血症与机体特异的保护性免疫力同时并存,但当这些原虫被彻底清除后,这种保护性免疫力即随之消失,称为带虫免疫。

3. 生物源性蠕虫：完成生活史需要中间宿主的蠕虫，幼虫必须在中间宿主体内发育为感染阶段后，才能感染人。或生活史为间接型的蠕虫。

4. 晚期血吸虫病：患者血吸虫反复或重度感染，未有效治疗或治疗不彻底，经过较长时间(5 年以上)就会发展为晚期血吸虫病。可出现门脉高压症候群。临床可分为巨脾型、腹水型、结肠增殖型和侏儒型等。

5. 子囊：细粒棘球绦虫的棘球蚴(母囊)悬浮在囊液中，与母囊结构相似的小囊，由母囊的生发层发育而成，囊壁具有角皮层和生发层，囊内可有原头蚴、生发囊以及与子囊结构相似的孙囊等结构。

二、填空题

1. 病原学诊断、免疫学诊断、分子生物学诊断，病原学诊断。

2. 钩虫、疟原虫、杜氏利什曼原虫。

3. 厚薄血膜同片制作法(厚血膜法和薄血膜法)，环状体、大滋养体、裂殖体、配子体，环状体、配子体。

4. 骨髓穿刺、肝脏穿刺、淋巴结穿刺、脾脏穿刺，骨髓穿刺检查，淋巴结穿刺检查。

5. 杜氏利什曼原虫、日本血吸虫、疟原虫。

三、选择题

1. A　2. D　3. E　4. A　5. C　6. C　7. A　8. B　9. D　10. C

四、问答题

1. 厚薄血膜同片制作法检测疟原虫的操作过程：用目测法将载玻片从右到左等分成 6 格，厚血膜涂在第 3 格中央，薄血膜涂在第 4 格前缘至第 6 格中上部，第 1、2 格用于贴标签，经消毒、采血、涂片(厚涂片和薄涂片)、晾干、甲醇固定薄血膜、1∶20 的吉姆萨染液染色 30 min、流水冲洗、晾干，可镜检。薄血膜的制作：取一张载玻片做血涂片，用左手拇指和中指夹持其两端。再选一张边缘平整、光滑的载玻片作推片，以其边缘中点接触刺血点上的血滴，取血 2 ~ 3 μL，使血滴与推片接触，并与载玻片呈 30° ~ 45°夹角，待血滴沿推片边缘向两侧展开后，立即由右向左迅速推成薄血膜。厚血膜的制作：取血 3 ~ 4 μL，置载玻片上，用推片的一角接触血滴，并从里向外做旋转涂布，使成直径为 0.8 cm 大小的圆形血膜，厚薄均匀。

优缺点：① 薄血膜，优点：薄血膜经固定、染色后，受染红细胞未被破坏，其中各期疟原虫形态典型，利于虫种鉴别，适用于临床诊断。缺点：当血中原虫密度低时，不但费时而且容易漏检。② 厚血膜，优点：厚血膜用血量大，疟原虫集中，容易查到。缺点：由于制片时红细胞溶解，疟原虫虫体皱缩，胞质变形或断裂，胞核有时被胞质或色素掩盖，使缺乏经验者难以辨认。

注意事项：① 推片时用力和速度要均匀，不能中途停顿或重复推片，以免造成血膜断裂或厚薄不匀。如取血量多，夹角宜小；取血量小，则夹角可大些；② 切勿倾去染液再用水冲洗,以免血膜上沉着染料颗粒,影响镜检;③ 染色前先用蜡笔在厚、薄血膜中间划一条竖线分割,以免甲醇扩散至厚血膜。

2. 血液中丝虫微丝蚴的检查方法主要有:厚血膜法、新鲜血滴法、离心沉淀法、薄膜过滤浓集法等。

3. 血液及骨髓检查可确诊疟原虫、丝虫、杜氏利什曼原虫、弓形虫感染。

（徐会娟）

实验十一　其他(体液、分泌物、排泄物及组织)检查

【引言】

有些寄生于组织中的寄生虫可以通过排泄物、组织活检等方法进行诊断,如通过痰液检查来诊断肺吸虫感染,通过阴道分泌物检查来判断是否存在阴道毛滴虫感染,通过皮下、肌肉活检来诊断猪囊尾蚴病等。因此,体液、分泌物、排泄物及组织活检在某些寄生虫感染的诊断中起着重要作用。

根据临床送检的标本(体液、分泌物、排泄物及组织等)不同,结合患者的临床症状和体征、流行病学史等初步判断可能感染的寄生虫种类,选择合适的方法对标本进行检查。

【实验目的】

掌握痰液、阴道分泌物、活组织检查的操作方法及适用范围。熟悉脑脊液、尿液、鞘膜积液、前列腺液、脓肿穿刺液以及浆膜腔积液检查的操作方法及适用范围。

【实验标本、试剂、器材】

1. 标本:临床采集的疑似寄生虫感染者的痰液、脑脊液、尿液、鞘膜积液、前列腺液、阴道分泌物、脓肿穿刺液、浆膜腔积液和活组织等。

2. 试剂:氢氧化钠、HE 染色液、生理盐水等。

3. 器材:载玻片、盖玻片、离心管、离心机、显微镜。

【实验内容】

一、痰液检查

痰液检查主要用于呼吸系统寄生虫感染的诊断。通过痰液可以检获肺吸虫卵、溶组织内阿米巴滋养体、尘螨、粪类圆线虫幼虫、蛔蚴、钩蚴等,也可检获细粒棘球蚴的原头蚴(节),但检出率很低。可以通过痰液直接涂片法检查,也可以通过消化沉淀法(浓集法)来进行诊断。

1. 直接涂片法　此法适用于肺吸虫卵及溶组织内阿米巴滋养体检查。

载玻片上滴加1~2滴生理盐水,挑取患者清晨第一口痰液少许,如有脓血,则挑取脓血

部分，涂成痰膜，加盖玻片镜检。如发现肺吸虫卵，则可确诊肺吸虫感染；如未发现虫卵，但见有菱形夏科－雷登结晶和嗜酸性粒细胞（此结晶通常出现于肺吸虫及溶组织内阿米巴感染），提示存在肺吸虫感染的可能，应多次涂片检查或者通过浓集法进一步检查。如为了检查溶组织内阿米巴滋养体，则要取新鲜痰液，快速涂片、快速检测。最好是痰液排出 30 min 内完成检测，以保证滋养体的活力。

2. 消化沉淀法　此法适用于肺吸虫卵、细粒棘球蚴的原头节、尘螨、粪类圆线虫幼虫、蛔蚴、钩蚴检查，但不适用于溶组织内阿米巴滋养体检查。

收集患者 24 小时痰液，置于烧杯中，加等量 10% NaOH 溶液，用玻棒搅匀后，放置 30 min至数小时，直到痰液完全消化成清稀状（放入 37℃温箱更有助于消化）。将其分装于离心管中，以 1500 r/min 离心 10 min，弃上清，取沉渣涂片检查。

注意：① 直接涂片法检查常需多次取材多次检测，以提高检出率；② 溶组织内阿米巴滋养体检查所取痰液应尽量新鲜（排出半小时内），冬季注意保温。

二、脑脊液检查

脑脊液检查主要用于神经系统寄生虫感染的诊断。可在脑脊液中查见的寄生虫有溶组织内阿米巴滋养体、致病性自生生活阿米巴（耐格里阿米巴或棘阿米巴）、弓形虫滋养体、肺吸虫卵、异位寄生的日本血吸虫卵、棘球蚴的原头节、粪类圆线虫幼虫、广州管圆线虫幼虫、脑囊尾蚴等。但这些虫体在脑脊液中数量比较少，通常容易漏检。

如检查虫卵、线虫幼虫或原头节，则取脑脊液约 2 mL，2000 r/min 离心 5 min，取沉渣涂片直接镜检。如检测阿米巴滋养体，则取脑脊液约 2 mL，自然沉淀后取沉渣直接镜检，最好不用离心，否则影响滋养体的活力，不利于诊断。如检测致病性自生生活阿米巴和弓形虫滋养体，取脑脊液 2 mL 离心、取沉渣涂片后，需要用甲醇固定，进行吉姆萨或瑞氏染色后，再根据寄生虫各自不同的特点进行鉴别及诊断。

如脑部有蠕虫感染，则可见脑脊液细胞数升高，且以嗜酸性粒细胞为主，根据脑脊液沉渣中的虫卵或幼虫的特点进行诊断。如为阿米巴感染，脑脊液常呈脓性，脑脊液沉渣涂片可见定向运动的阿米巴滋养体，根据滋养体的不同特点鉴别溶组织内阿米巴滋养体和耐格里阿米巴滋养体。而棘阿米巴通常引起肉芽肿性阿米巴脑炎，因此在脑脊液中几乎不能发现滋养体。急性期弓形虫病患者脑脊液沉渣涂片染色后，可见 4～6 μm 胞浆呈蓝色、胞核呈紫红色的月牙形滋养体。而慢性感染者由于有包囊形成，因而在脑脊液中很难检查到虫体。

注意：① 检查阿米巴滋养体需采集新鲜脑脊液标本，在 30 min 内完成检测，冬季要注意保温，以保证滋养体的活力；② 收集脑脊液的容器应清洁、无菌、无细胞及药物污染。

三、尿液检查

尿液检查可用于泌尿系统寄生虫感染的诊断。可在尿液中查见的寄生虫有班氏微丝蚴（特别是乳糜尿）、阴道毛滴虫、溶组织内阿米巴滋养体、棘球蚴的原头节等，但检出率相对较低。

收集新鲜尿液约 5 mL 于离心管中，2000 r/min 离心 3～5 min，取沉渣镜检。如为乳糜尿，则需加等量乙醚，用力振荡，使脂肪溶于乙醚，轻轻吸去上浮的脂肪层，离心取沉渣镜检。如尿液中蛋白质含量很高，可先加抗凝剂，再加水稀释后，2000 r/min 离心 3～5 min，取沉渣镜检。如检查溶组织内阿米巴滋养体，沉渣涂片后则需经甲醇固定，染色后观察。

注意：① 滴虫性尿路感染，尿沉渣找滴虫阳性率低，从尿道口分泌物中查找滴虫，可提高检出率；② 尿路阿米巴病应反复取新鲜尿进行阿米巴检查，但检出率仍然极低；③ 如为乳糜尿，则需加乙醚处理，使尿液澄清后离心。

四、鞘膜积液检查

鞘膜积液是指睾丸固有鞘膜两层间积有过多液体。可以在鞘膜积液中检获班氏微丝蚴。

阴囊皮肤消毒后，用注射器抽取鞘膜积液直接涂片镜检；或经甲醇固定、吉姆萨染色后镜检，但检出率较低。也可抽取鞘膜积液，加生理盐水稀释 10 倍后离心，取沉渣直接涂片；或经固定、染色后镜检以提高检出率。

注意：① 如标本未经染色，则需注意对微丝蚴与细小的植物纤维的鉴别；② 注意无菌操作，抽取鞘膜积液后必须迅速送检。

五、前列腺液检查

前列腺液可用于阴道毛滴虫的检查。采集前列腺液，直接滴在载玻片上，盖上盖玻片，立即镜检。

注意：采用直接涂片法观察阴道毛滴虫滋养体应立即检查，避免涂片干燥。

六、阴道分泌物检查

阴道分泌物中通常容易检查到阴道毛滴虫滋养体，偶尔可以检获异位寄生的蛲虫卵、蛲虫成虫、溶组织内阿米巴滋养体及蝇蛆等。

1. 生理盐水直接涂片法　无菌棉签在阴道后穹窿、子宫颈及阴道壁拭取分泌物，在滴有生理盐水的载玻片上涂成混悬液，覆以盖玻片镜检，可查到活的阴道毛滴虫滋养体，运动灵活、比白细胞略大、有折光性。

2. 涂片染色法　取阴道分泌物做生理盐水涂片，晾干后经甲醇固定、吉姆萨或瑞氏染色后镜检。涂片染色法除观察阴道毛滴虫外，还可根据白细胞和阴道上皮细胞的数量判定阴道清洁度。

3. 培养法　将阴道分泌物接种于肝浸汤培养基内，37℃培养 48 h 后做涂片镜检。

注意：① 阴道分泌物必须新鲜，并快速检查，冬季要注意保温，以保证滋养体的活力，注意与涂片中其他细胞的鉴别；② 固定染色过程中，鞭毛较易脱落，应注意识别。

七、脓肿穿刺液检查

溶组织内阿米巴感染所致肠外阿米巴脓肿、慢性肺吸虫病脓肿期、血吸虫病急性期部分患者可出现嗜酸性脓肿。脓肿穿刺液检查可以用于阿米巴、肺吸虫、血吸虫感染的诊断。

无菌操作采集脓肿穿刺液，快速涂片镜检。如疑为肠外阿米巴脓肿，则应在30 min内镜检。如脓肿液量较多且稀薄，且直接涂片阴性者，可以离心后取沉渣涂片镜检。如脓肿液黏稠，可加等体积10% NaOH消化后离心镜检。如未能发现虫卵，但见到较多嗜酸性粒细胞和无色透明、两端尖长、大小不等、折光性强的夏科－雷登结晶，基本上可以诊断为肺吸虫感染。

注意：① 如怀疑棘球蚴病，则禁止做穿刺检查；② 如怀疑阿米巴感染，应在脓肿边缘抽取穿刺液检查。

八、浆膜腔积液检查

乳糜腹腔积液中可见微丝蚴，包虫病胸腔积液中查原头节，阿米巴胸腔积液或腹腔积液中查滋养体，浆膜腔积液中查弓形虫滋养体。

对于慢性或晚期丝虫病患者，可以取腹腔积液离心涂片或经吉姆萨或瑞氏染色检查微丝蚴，但检出率通常很低；如含有乳糜，可加等体积乙醚充分溶解脂肪，去除上层脂肪，加10倍生理盐水稀释后，2000 r/min离心3～5 min，取沉渣直接镜检或染色后镜检。对于胸肺部棘球蚴病，则抽取患者胸腔积液，离心取沉渣查找原头节。如疑为阿米巴病，则抽取胸腔积液或腹腔积液自然沉淀，于沉渣中查找滋养体。最好不要离心，否则影响滋养体的活力。对于急性弓形虫感染，可以用浆膜腔积液直接涂片查滋养体，或经甲醇固定、吉姆萨或瑞氏染色后镜检。

注意：浆膜腔积液虽然理论上可以检获丝虫微丝蚴、细粒棘球绦虫原头节、阿米巴滋养体、弓形虫滋养体，但检出率均很低，因此阴性结果不能排除寄生虫感染，常需多次取材、多次检查以提高检出率。

九、活组织检查

活组织检查可以用于皮肤、肌肉以及多种组织中寄生虫感染的诊断。对于蠕虫，若经组织活检取出完整的虫体，可以通过虫体的大小、结构等形态特征进行鉴别；若只能通过组织切片获得虫体断面，则将切片染色后，根据虫体在切片中的形态特征来鉴别可能的种类（图11-1）。

1. 皮肤活检

猪带绦虫囊尾蚴、曼氏迭宫绦虫裂头蚴、卫氏并殖吸虫成虫和童虫等均可在皮下寄生形成包块或结节，杜氏利什曼原虫利杜体、溶组织内阿米巴滋养体、疥螨、蠕形螨、蝇蛆等亦可寄生于皮肤，因此可以通过皮肤活检进行诊断。

猪带绦虫囊尾蚴、曼氏迭宫绦虫裂头蚴、并殖吸虫感染所形成的皮下结节，无菌条件下切开皮肤，直接手术摘除、剥去外层纤维被膜，肉眼或解剖镜直接观察，或在2张载玻片间压平、镜检，或经组织固定后做切片染色检查。杜氏利什曼原虫利杜体检查时，可局部消毒后，用注射器刺破皮损处，抽取组织液做涂片，或用无菌手术刀切一小口，刮去皮肤组织做涂片，经吉姆萨染色或瑞氏染色镜检。也可手术切除丘疹或结节，做切片染色镜检。检查溶组织内阿米巴滋养体时,可用棉签刮取皮肤溃疡处组织,经直接涂片法观察活动的滋养体,也可涂片经铁苏木素染色或三色染色后镜检。

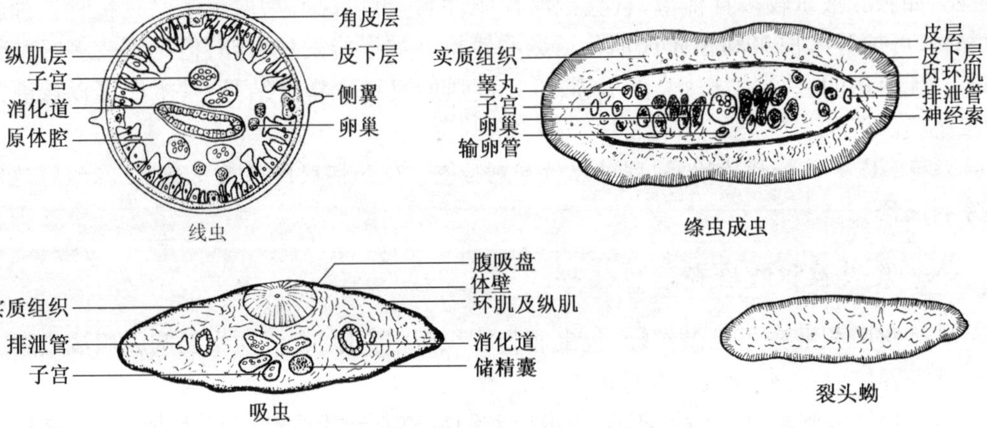

图 11-1 组织切片中蠕虫断面形态

疥螨检查可采用针挑法或刮片法。针挑法:用消毒注射器针头沿隧道由外向内挑破皮肤,用针挑出皮损组织,置载玻片上,加 1 滴甘油,盖上盖玻片镜检。或用解剖镜直接检查皮损部位,用手术刀尖挑出疥螨镜检。刮片法:用消毒刀片刮破血痂或丘疹,将刮出物按上法处理。蠕形螨检查可采用挤压涂片法或透明胶纸粘贴法。挤压涂片法:用痤疮压迫器或用手挤压皮损部位,将挤出物用消毒刀片轻轻刮下,涂于载玻片上,加 1 滴甘油,再加盖玻片后轻压,使挤出物均匀分开,置镜下检查。透明胶纸粘贴法:见实验九,此法无痛、简便,易被患者接受,检出率高,并可定量计数。蝇蛆检查时,将伤口表面或组织中的蝇蛆取出,浸泡于 10% NaOH 中 4~8 h,再用水洗数次后镜检。

注意:① 皮下结节活检既是诊断过程,也是治疗过程,因此应尽可能摘除完整结节;② 由于猪囊尾蚴、曼氏迭宫绦虫裂头蚴、并殖吸虫引起的皮下结节有游走性,因此,如怀疑以上几种寄生虫感染时,应尽早取材检测。

2. 肌肉活检

猪囊尾蚴、曼氏裂头蚴、卫氏并殖吸虫成虫和童虫、旋毛虫幼虫囊包均可寄生在肌肉组织中,因此可以通过肌肉活检进行诊断。

对于猪囊尾蚴、曼氏裂头蚴、卫氏并殖吸虫感染者,通过外科手术摘取患者肌肉内的结节,肉眼或解剖镜直接观察,或压片经固定、染色、透明处理后镜检。

对于旋毛虫感染,用外科手术从患者疼痛或压痛最明显的地方(腓肠肌、肱二头肌或肱三头肌)摘取米粒大小的组织,放在载玻片上,加 50% 甘油乙醇 1 滴,取另一张载玻片,用力将组织压薄,两端用橡皮筋固定,低倍镜下观察。也可以做肌肉组织切片,进行 HE 染色或卡红染色观察。人工消化沉淀法可提高检出率。将可疑肌肉组织剪碎,每克肌肉组织中加含 1% 胃蛋白酶的消化液(取胃蛋白酶粉 10 g,加浓盐酸 10 mL、蒸馏水 990 mL),37℃ 温箱或水浴箱内消化 1~2 h,并不断搅拌,沉淀 30 min 后,取沉渣镜检。

注意:肌肉活检后需立即检查,否则虫体变得模糊,不易鉴别。

3. 淋巴结活检

可采用淋巴结穿刺术或淋巴结切除术诊断淋巴组织中的寄生虫,如杜氏利什曼原虫利杜体、弓形虫滋养体、丝虫成虫等。

杜氏利什曼原虫利杜体和弓形虫滋养体检查时,选择肿大的淋巴结,左手食指和拇指固定,将注射器针头刺入淋巴结内,边拔针边抽吸,将淋巴结内的液体抽出,滴在载玻片上,涂片、染色、镜检。切除的淋巴结,可用其切面做印片或做病理切片,染色后镜检。

丝虫成虫检查时,同上法用注射器抽取成虫;或将手术摘除的淋巴结放入装有生理盐水的瓶皿中,肉眼或解剖镜下用解剖针小心撕碎剥离组织,分离成虫,根据虫体形态鉴定。或将手术摘除的淋巴结做组织切片镜检。

注意:① 通常选择肿大的淋巴结进行穿刺,常选腹股沟淋巴结;② 对于利什曼原虫感染,淋巴结穿刺的检出率较骨髓穿刺低,但由于淋巴结内原虫消失比较慢,因而有一定的疗效考核价值。

4. 结肠黏膜活检

血吸虫卵沉积在结肠,导致结肠组织形成虫卵肉芽肿和纤维化;溶组织内阿米巴寄生于人体结肠,典型的急性肠阿米巴病为口小底大的烧瓶样溃疡,而慢性阿米巴病可导致结肠的增生性改变,因而可以通过结肠黏膜活检来诊断血吸虫和溶组织内阿米巴感染。

用纤维结肠镜直接观察肠黏膜,选择病变部位或有黄色或乳白色小点的肠黏膜,钳取小块组织做压片镜检或病理切片检查。如肠壁有溃疡形成,观察溃疡的形状特点,并从溃疡边缘钳取小块组织,放在滴加生理盐水的载玻片上涂片,覆以盖玻片镜检;亦可同时做组织压片或病理切片进行检查。

如观察到结肠中的血吸虫卵,则需要区别活卵、近期变性卵和远期变性卵。活卵淡黄色,卵壳较薄,内含卵黄细胞或毛蚴。近期变性卵灰白略带黄色,虫卵轮廓尚清楚,内含折光均匀的颗粒或萎缩的毛蚴。远期变性卵(钙化卵)颜色灰暗,卵壳厚而不均匀,内含密集的黑点或块状物结构。

注意:① 从溃疡边缘取材可以提高溶组织内阿米巴的检出率;② 为了保证阿米巴滋养体的活力,取材后应立即检查;③ 慢性或晚期血吸虫病,由于门脉高压形成,结肠黏膜活检有出血的危险。

【复习题】

一、名词解释

1. 病原学检查
2. trophozoite
3. cyst
4. 医学节肢动物
5. food-borne parasitic disease

二、填空题

1. 寄生于人体的蠕虫卵最小的是__________，其成虫寄生于人体的部位是__________。最大的是__________，其成虫寄生部位是__________。

2. 能寄生于肝脏中的寄生虫有__________、__________、__________、__________、__________、__________等，它们在肝脏中寄生的时期分别是__________、__________、__________、__________、__________、__________。

3. 能寄生于脑部的寄生虫有__________、__________、__________、__________、__________、__________、__________等，它们在脑部寄生的时期分别是__________、__________、__________、__________、__________、__________、__________。

4. 能寄生于皮下组织的寄生虫有__________、__________、__________、__________、__________等，它们在皮下寄生的时期分别是__________、__________、__________、__________、__________。

5. 能引起腹泻的原虫有__________、__________、__________、__________等。

6. 以幼虫为主要致病阶段的寄生虫有__________、__________、__________等。

7. 输血可以传播的寄生虫主要有__________、__________，偶尔也可以传播__________。

三、选择题

1. 可用结肠黏膜活组织检查诊断寄生虫感染的是(　　)。

A. *Fasciolopsis buski*　　B. *Schistosoma japonicum*

C. *Paragonimus westermani*　　D. *Clonorchis sinensis*

E. *Plasmodium vivax*

2. 用药物治疗后，不能排出人体的寄生虫是(　　)。

A. 肝吸虫　　B. 姜片虫

C. 丝虫　　D. 钩虫

E. 牛带绦虫

3. 引起皮下包块的寄生虫是(　　)。

A. 蛔虫　　B. 布氏姜片吸虫

C. 肥胖带绦虫囊尾蚴　　D. 链状带绦虫囊尾蚴

E. 蓝氏贾第鞭毛虫

4. 免疫力低下或免疫缺陷者常伴发的寄生虫感染是(　　)。

A. 蛔虫　　B. 弓形虫

C. 疟原虫　　D. 钩虫

E. 血吸虫

5. 能导致眼部病变的寄生虫有（　　）。
A. 黑热病原虫
B. 曼氏迭宫绦虫裂头蚴
C. 细粒棘球绦虫棘球蚴
D. 隐孢子虫
E. 卫氏并殖吸虫

6. 能引起肺部病变的寄生虫有（　　）。
A. 卫氏并殖吸虫和鞭虫
B. 溶组织内阿米巴和蓝氏贾第鞭毛虫
C. 肝吸虫和溶组织内阿米巴
D. 蛔虫和钩虫
E. 血吸虫和肝吸虫

7. 在尿液中可检测到的寄生虫有（　　）。
A. 班氏丝虫微丝蚴
B. 马来丝虫微丝蚴
C. 蛔虫卵
D. 钩虫卵
E. 蓝氏贾第鞭毛虫滋养体

8. 可引起自体内重复感染的寄生虫有（　　）。
A. 牛带绦虫
B. 猪带绦虫
C. 细粒棘球绦虫
D. 卫氏并殖吸虫
E. 日本血吸虫

9. 不会引起人兽共患寄生虫病的寄生虫有（　　）。
A. 疟原虫
B. 杜氏利什曼原虫
C. 弓形虫
D. 隐孢子虫
E. 日本血吸虫

10. 生食或半生食肉类可引起（　　）寄生虫感染。
A. 蛔虫
B. 旋毛虫
C. 杜氏利什曼原虫
D. 隐孢子虫
E. 蓝氏贾第鞭毛虫

四、问答题

1. 结肠黏膜活检诊断血吸虫感染中区别活卵、近期变性卵和远期变性卵有何意义？

2. 哪些寄生虫可以引起呼吸系统损害？分别是生活史中的哪个时期在呼吸系统中致病？

3. 通过活组织检查可诊断哪些寄生虫感染？分别可检测到哪个阶段？

4. 哪些寄生虫感染可以引起贫血？贫血发生的机制各是什么？

【参考答案】

一、名词解释

1. 病原学检查：根据寄生虫的种类、在人体的发育阶段和寄生部位的不同采集相应的标本（如血液、体液、粪便、痰液等），直接检查病原体或病原体的某个时期，用以诊断寄生虫感染。

2. trophozoite：滋养体，是原虫具有摄食、运动、增殖能力的时期，是寄生原虫的主要生活史阶段。

3. cyst：包囊，是部分原虫生活史的一个时期，虫体失去大部分结构后缩成一团，并分泌胶质形成囊壁，对不良环境的抵抗力较强，可实现宿主的转换。

4. 医学节肢动物：是一类与人体健康有关的昆虫及其他节肢动物，有些经吸血传播疾病，有些直接寄生致病，还有些致人体中毒或引起超敏反应。

5. food-borne parasitic disease：食源性寄生虫病，是指食入某种食物或经由食物携带而进入人体致病的寄生虫病。可通过进食生鱼片、生鱼粥、醉虾蟹等生鲜或使用未经消毒的餐具、厨具而感染，饮用含有感染阶段寄生虫的生水亦可感染。

二、填空题

1. 肝吸虫卵，肝胆管，姜片虫卵，小肠。

2. 卫氏并殖吸虫、日本血吸虫、细粒棘球绦虫、溶组织内阿米巴、杜氏利什曼原虫、疟原虫，成虫或童虫、虫卵、棘球蚴、滋养体、利杜体、肝细胞内期。

3. 卫氏并殖吸虫、日本血吸虫、链状带绦虫、细粒棘球绦虫、曼氏迭宫绦虫、溶组织内阿米巴、恶性疟原虫、弓形虫，成虫或童虫、虫卵、囊尾蚴、棘球蚴、裂头蚴、滋养体、红细胞内期、滋养体或包囊。

4. 卫氏并殖吸虫、链状带绦虫、曼氏迭宫绦虫、溶组织内阿米巴、杜氏利什曼原虫，成虫或童虫、囊尾蚴、裂头蚴、滋养体、利杜体。

5. 溶组织内阿米巴、蓝氏贾第鞭毛虫、隐孢子虫、结肠小袋纤毛虫。

6. 旋毛形线虫、猪带绦虫、细粒棘球绦虫。

7. 弓形虫、疟原虫，杜氏利什曼原虫。

三、选择题

1. B　2. C　3. D　4. B　5. B　6. D　7. A　8. B　9. A　10. B

四、问答题

1. 对于从未治疗过的感染者，无论检测到活卵还是死卵，都有诊断价值；曾接受过抗血吸虫治疗的感染者，如检测到活卵或近期变性卵，则提示受检者体内仍可能有活的血吸虫成虫存在；曾接受过抗血吸虫治疗的感染者，如检测到远期变性卵，则表示曾经感染过血吸虫，目前体内没有活的虫体。

2. 引起呼吸系统损害的虫体及虫期：① 肺吸虫，童虫或成虫；② 日本血吸虫，童虫或虫卵；③ 细粒棘球绦虫，棘球蚴；④ 溶组织内阿米巴，滋养体；⑤ 蛔虫，幼虫；⑥ 钩虫，幼虫；⑦ 粪类圆线虫，幼虫；⑧ 尘螨，成虫；等等。

3. 活组织检查可诊断的寄生虫及虫期：① 旋毛形线虫，囊包；② 卫氏并殖吸虫，成虫或童虫；③ 斯氏并殖吸虫，童虫；④ 日本血吸虫，虫卵；⑤ 链状带绦虫，囊尾蚴；⑥ 曼氏迭宫绦虫，裂头蚴；⑦ 溶组织内阿米巴，滋养体；⑧ 杜氏利什曼原虫，利杜体；⑨ 丝虫，成虫；等等。

4. 可引起贫血的寄生虫主要有：钩虫、疟原虫、杜氏利什曼原虫。贫血机制分别为：

钩虫病：① 钩虫直接咬附在肠黏膜上吸血；② 钩虫分泌抗凝素使得破损的肠黏膜出血不止，加重失血；③ 钩虫常更换吸血部位，原伤口在一定时间内继续渗血；④ 钩虫对肠黏膜的破坏影响肠黏膜对营养的吸收，从而加重贫血的发生。

黑热病：① 脾肿大引起脾功能亢进，红细胞被破坏；② 骨髓造血功能受抑制，红细胞生成减少；③ 免疫溶血，杜氏利什曼原虫的抗原吸附于人体红细胞膜表面，人体产生的抗虫抗体可与红细胞膜上虫体抗原结合，在补体参与下破坏红细胞。

疟疾：① 疟原虫寄生在红细胞，直接裂体增殖破坏红细胞；② 脾肿大引起脾功能亢进，脾脏巨噬细胞增生，吞噬、破坏受染红细胞和正常红细胞；③ 骨髓造血功能受抑制；④ 免疫溶血，虫体感染产生的抗体与虫体抗原结合，形成免疫复合物，附着于红细胞的表面，在补体参与下红细胞被破坏。

（徐会娟）

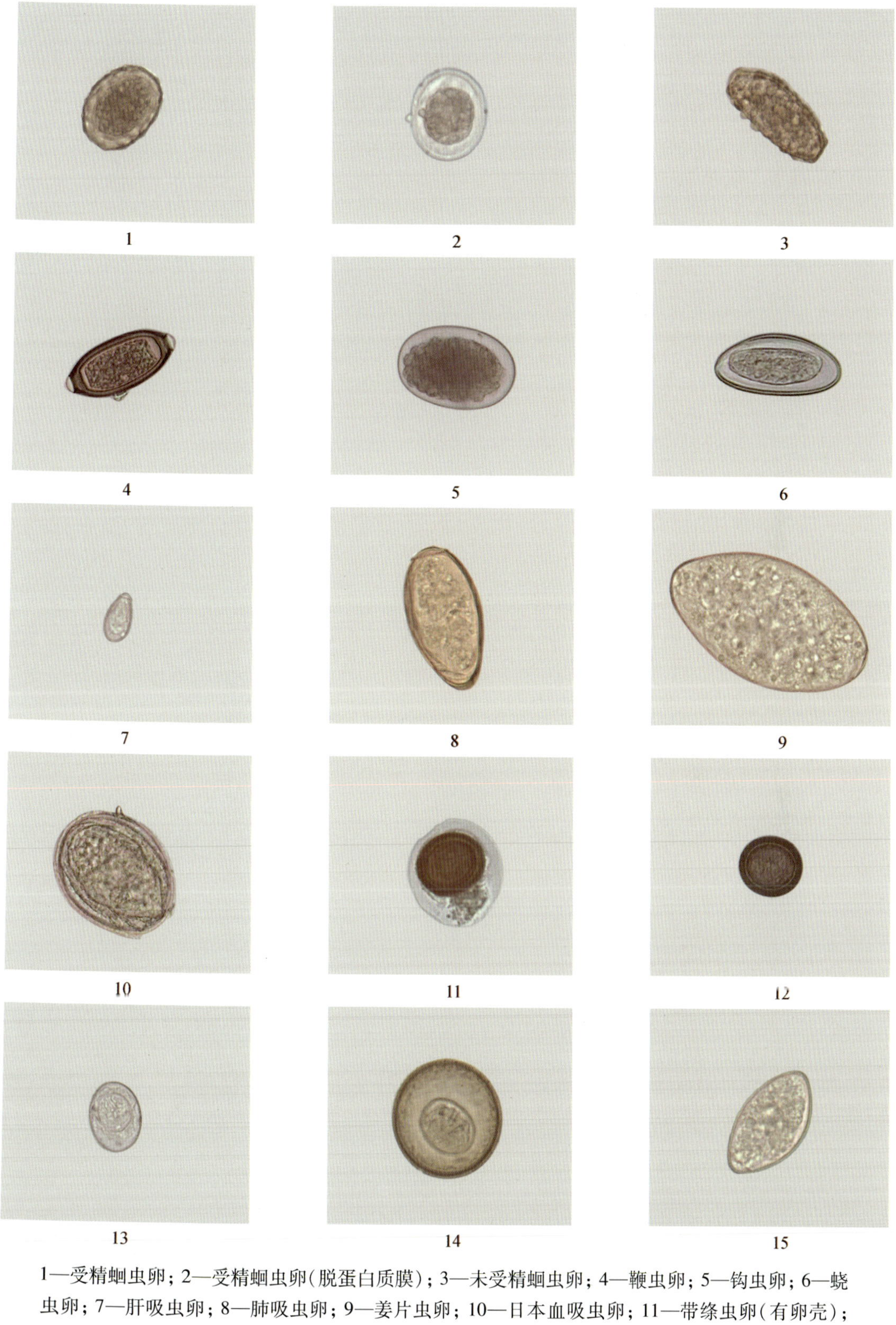

1—受精蛔虫卵；2—受精蛔虫卵(脱蛋白质膜)；3—未受精蛔虫卵；4—鞭虫卵；5—钩虫卵；6—蛲虫卵；7—肝吸虫卵；8—肺吸虫卵；9—姜片虫卵；10—日本血吸虫卵；11—带绦虫卵(有卵壳)；12—带绦虫卵(脱卵壳)；13—微小膜壳绦虫卵；14—缩小膜壳绦虫卵；15—曼氏迭宫绦虫卵

彩图1　常见寄生虫虫卵

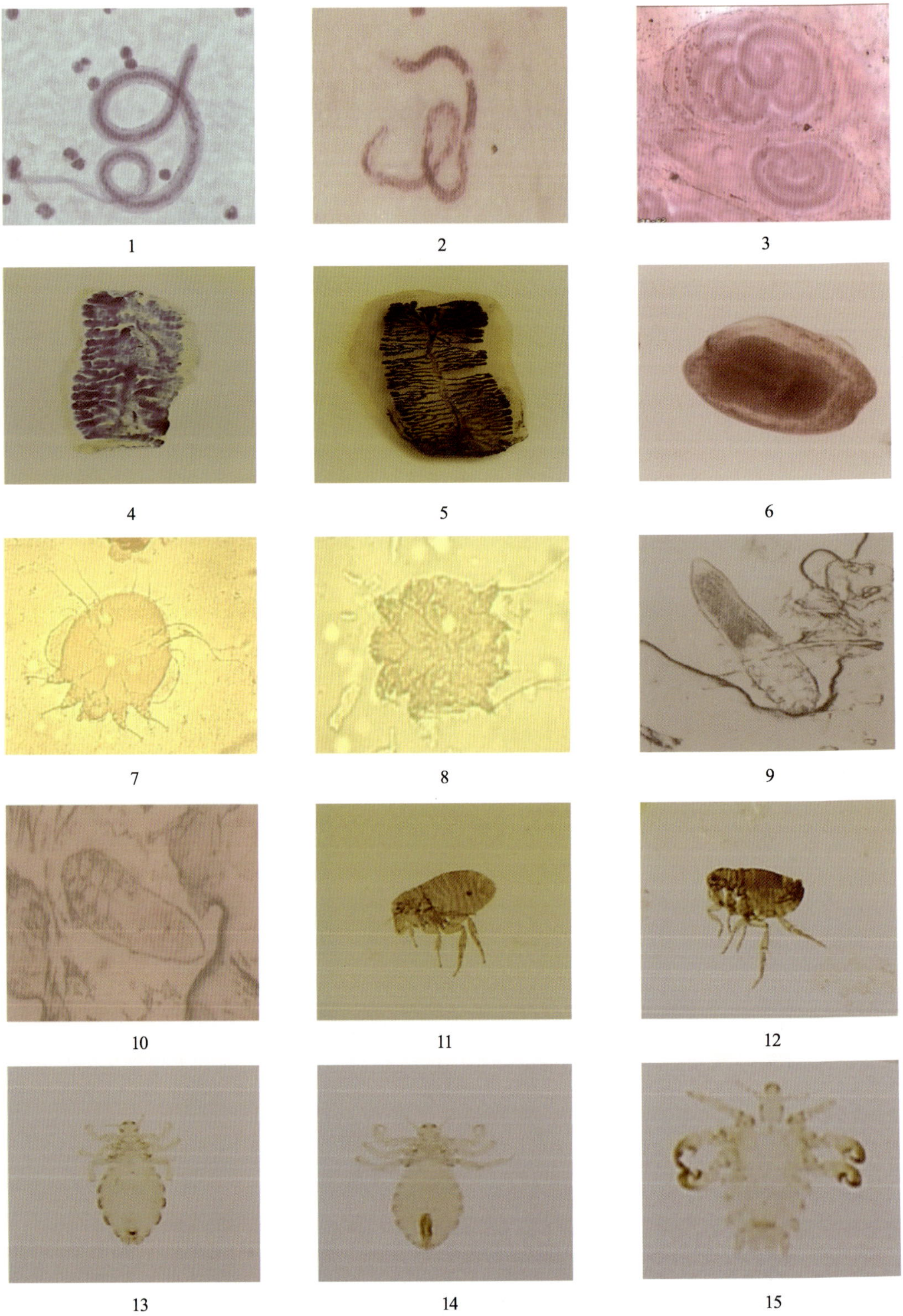

1—班氏微丝蚴；2—马来微丝蚴；3—旋毛虫囊包；4—猪带绦虫孕节；5—牛带绦虫孕节；6—细粒棘球绦虫原头蚴；7—疥螨（雌）；8—疥螨（雄）；9—毛囊蠕形螨；10—皮脂蠕形螨；11—蚤（雌）；12—蚤（雄）；13—人虱（雌）；14—人虱（雄）；15—耻阴虱

彩图 2　常见蠕虫和节肢动物

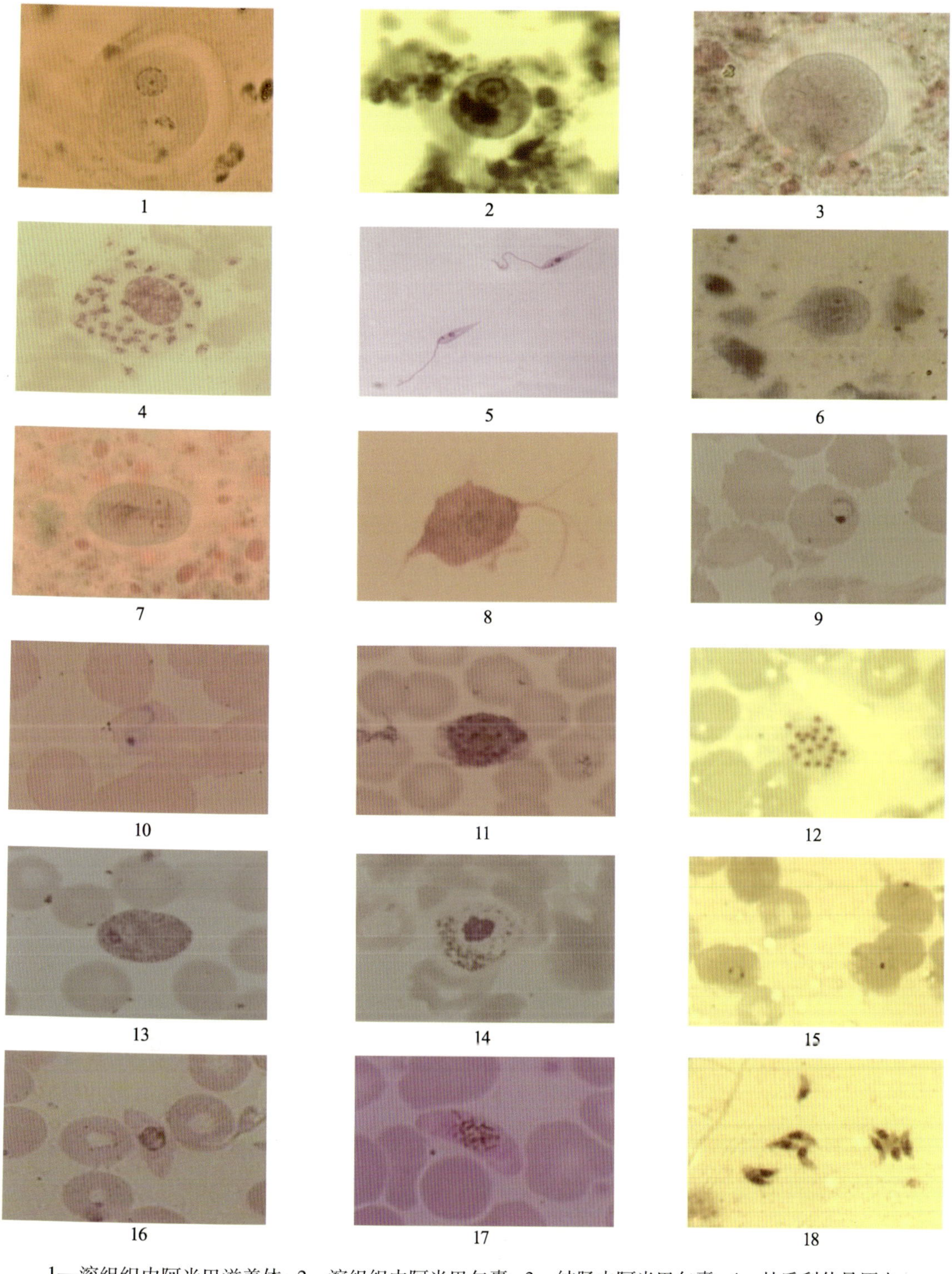

1—溶组织内阿米巴滋养体；2—溶组织内阿米巴包囊；3—结肠内阿米巴包囊；4—杜氏利什曼原虫利杜体(有核细胞内)；5—杜氏利什曼原虫鞭毛体；6—蓝氏贾第鞭毛虫滋养体；7—蓝氏贾第鞭毛虫包囊；8—阴道毛滴虫；9—间日疟原虫环状体；10—间日疟原虫大滋养体；11—间日疟原虫未成熟裂殖体；12—间日疟原虫成熟裂殖体；13—间日疟原虫雌配子体；14—间日疟原虫雄配子体；15—恶性疟原虫环状体；16—恶性疟原虫雌配子体；17—恶性疟原虫雄配子体；18—弓形虫滋养体

彩图 3　常见原虫